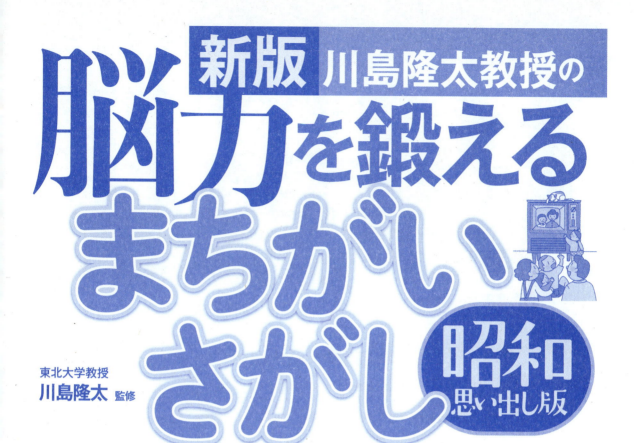

新版 川島隆太教授の脳力を鍛える まちがいさがし 昭和思い出し版

東北大学教授
川島隆太 監修

もくじ

はじめに
まちがいさがしを楽しく解いて脳を活性化！
東北大学教授・医学博士 川島隆太 ……………… 2

『脳力を鍛えるまちがいさがし』で効果をあげるためのポイント5 ……… 4

本書の使い方 ……………………………………………………… 6

新版 川島隆太教授の脳力を鍛えるまちがいさがし 昭和思い出し版 問題 …… 7〜143

新版 川島隆太教授の脳力を鍛えるまちがいさがし 昭和思い出し版 解答 …… 145〜162

「自分史年表」を作ろう 記入のしかた ………………………… 163

「自分史年表」を作ろう ……………………………………… 164〜167

自分へのQ＆A …………………………………………………… 168〜171

はじめに
まちがいさがしを楽しく解いて脳を活性化!

東北大学教授・医学博士
川島隆太（かわしま・りゅうた）

1959年、千葉県生まれ。東北大学医学部卒業後、同大学院医学研究科修了。スウェーデン王国カロリンスカ研究所客員研究員、東北大学加齢医学研究所助手、同専任講師を経て、スマート・エイジング学際重点研究センター、応用脳科学研究分野教授。宮城県蔵王町観光大使。『川島隆太教授のもの忘れ・認知症を撃退する脳の体操100日ドリル』（宝島社）ほか、著書・監修書多数。

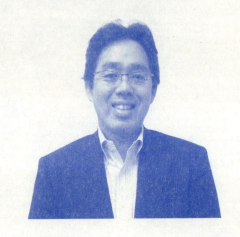

なつかしい「昭和」を思い出して脳を元気に!

みなさん、『脳力を鍛えるまちがいさがし　昭和思い出し版』にようこそ。本書は、だれもが覚えている、なつかしい「昭和」をテーマとした脳トレ本です。

脳のトレーニングというと、読み書き計算ドリルや漢字・数字を扱うパズルがおなじみですが、本書で扱う「まちがいさがし」でも、脳を活性化することが最新の脳科学で証明されました。

2枚の絵を見くらべ、ちがっている部分を見つける作業が、脳でもっとも重要な働きをする「前頭前野」の活性化に有効であることがわかったのです。前頭前野は、感情や記憶などをコントロールする「脳の中の脳」と呼ばれている部分です。

本書の問題は、昭和20年以降の「ニュース」「暮らし」「ブーム」「新商品」など、さまざまなテーマから出題しています。たとえ知識がなくても、それぞれ数分程度でできるレベルで、だれでも無理なく楽しめるようになっています。

絵の全体を見わたし、あまり考え込まずに、見つけたちがいを鉛筆で

人間らしさをつかさどる「前頭前野」

人間の脳は右脳と左脳からなり、それぞれ前頭葉、頭頂葉、側頭葉、後頭葉の4つの部分に大きく分けられ、思考や行動に応じて各部分が働いています。このうち、前頭葉のほとんどを占める前頭前野を刺激することで、記憶や認知力などがアップして、ボケの防止や改善につながります。

前頭葉
運動、言語、人間らしさをつかさどる

頭頂葉
触覚、空間認知をつかさどる

前頭前野（前頭葉の一部）
① 記憶する
② 考える
③ 行動や感情を抑制する
④ 他者とコミュニケーションをとる

側頭葉
記憶、聴覚をつかさどる

後頭葉
視覚をつかさどる

どんどんチェックし、できるだけ速く解き進めていくのが、脳を活性化させる効果的な解き方です。

昔を思い出す行為が脳を活性化させる

問題を解く際、そのときの自分が何歳だったのかも記録しましょう。その年の出来事や自分の状況などを思い出しながら作業することも、脳に刺激をあたえます。認知症治療の現場では、過去の思い出を語ることが認知症の進行予防やうつ状態の改善に効果があることもわかっています。家族や友人と思い出話をすることも、脳トレにつながります。

巻末に主な出来事と、「自分史」を書き込むスペースを設けています。こちらもぜひ活用してみてください。

気になった内容は、さらに自分で調べてみるといいでしょう。知的好奇心は脳を元気にします。

また、私たちの実験では、「まちがいさがし」にはリラックス効果があることもわかりました。脳を鍛えながらリラックスできるのは、他のパズルにはない特徴です。

最近、物忘れがひどくなったと感じる方はもちろん、今まで脳トレをやったことがないという方も、この本に毎日取り組めば脳は確実に鍛えられます。脳は、何歳でも使えば使うほど進化します。でも、体の筋肉を使わないと衰えるように、脳も使わないと衰えてしまいます。「まちがいさがし」に取り組むことを毎日の習慣にして、元気な脳で人生を楽しんでください。

『脳力を鍛えるまちがいさがし』で効果をあげるためのポイント5

1 毎日続けることが大事!
まちがいさがしに毎日取り組むことで、脳に効果があらわれます。一度にたくさんやる必要はありません。長い時間行って脳を疲れさせるのは逆効果です。短い時間に集中して取り組んだほうが脳は活性化します。せっかく脳が若返っても、やめてしまうとまたもとに戻ってしまいます。毎日少しずつ続けることこそ大切なのです。

2 朝ごはんを食べて午前中に
午前中は一日のうちで脳がもっともよく働く時間帯です。午前中に時間が取れそうな方は、ぜひ午前中に取り組むことをおすすめします。また脳はおなかがすいていると、十分な力を発揮できません。朝ごはんをしっかり食べてから行ってください。午前中にできない方は、無理のない時間帯を決めて取り組んでみてください。

3 取り組む環境
取り組むときは、できるだけ静かで集中できる場所を選ぶのがポイント。テレビを見ながらや、音楽を聴きながらでは、脳を鍛える効果がまったくないことがわかっています。問題を解く間は、テレビやラジオを消してください。まわりがにぎやかでどうしても集中できないときは「耳せん」を使うと効果的ですよ。

4 家族や友だちと一緒に
家族や友だちなど、仲間と一緒に行うのも効果的です。人との会話やコミュニケーションは脳を活性化することがわかっています。ひとりでコツコツ取り組むのが苦手という方は、ぜひだれかを誘ってみてください。お互いに競争したり、励ましあったりするとやる気が出ます。まちがいさがしの楽しさも増しますよ。

5 目標を決める
「まちがいを全部見つける」「事件について調べてみる」など自分なりの目標をもつと、いっそう気合いが入ります。何のためにやっているのかを自分ではっきりわかっていると、三日坊主にならずに長続きします。また、目標を達成したときは、自分にごほうびをあげたり、人にほめてもらうとさらにやる気が出ますよ。

新版 川島隆太教授の 脳力を鍛える まちがいさがし 昭和思い出し版

問題

本書の使い方

❶ はじめに

2～4ページを読んで、『脳力を鍛えるまちがいさがし』の効果やポイントに目を通しましょう。

❷『脳力を鍛えるまちがいさがし』を行う

7ページから始まる問題に、毎日、1問ずつ取り組みましょう。最初に当時の年齢（生まれていない場合は不要です）、日付、開始時刻を書いてください。解き終わったら、終了時刻と所要時間を書き込みます。

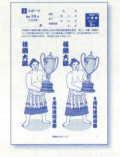

❸ 答え合わせをする

145～162ページの解答を見て答え合わせをしましょう。

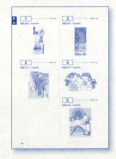

❹「自分史年表」に記入する

時間があるときに164～167ページの「自分史年表」を作りましょう。168～171ページの「自分へのQ＆A」に答えていくと、自分史が書きやすくなります。記入のしかたは163ページを参照してください。

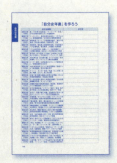

1 スポーツ

昭和 **38** 年
（1963年）

開始　　　月　　　日
　　　　　時　　分　　秒
終了
　　　　　時　　分　　秒
所要時間
　　　　　　　分　　秒

歳

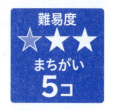

難易度 ★★★
まちがい **5**コ

5月場所で横綱大鵬が当時史上初の6場所連続優勝を達成。「巨人・大鵬・卵焼き」という流行語があるほど人気だった大鵬を描いた問題です。左と右の絵を見くらべて、ちがっている部分をさがし、右の絵に丸をつけましょう。

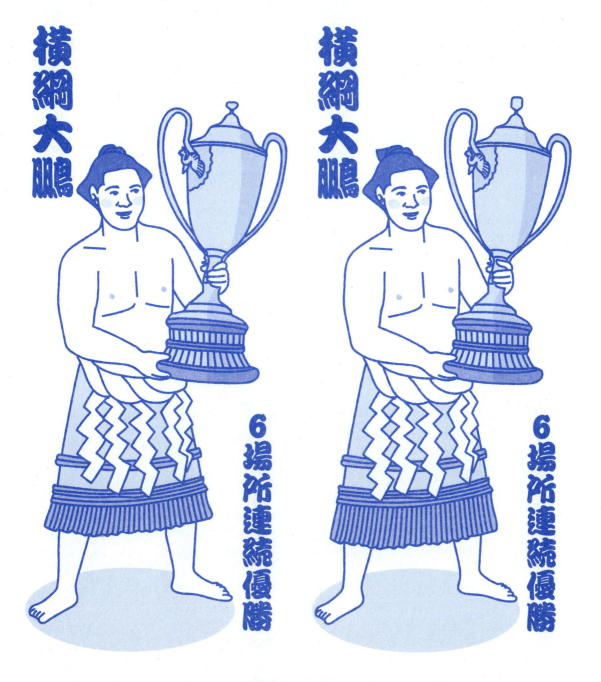

【解答は146ページ】

2 ニュース

昭和 **41** 年
（1966年）

開始 　月　　日　　時　　分　　秒
終了 　　　　　　時　　分　　秒
所要時間 　　　　　分　　秒

　　　　歳

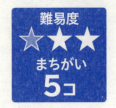
難易度 ★★★
まちがい **5**コ

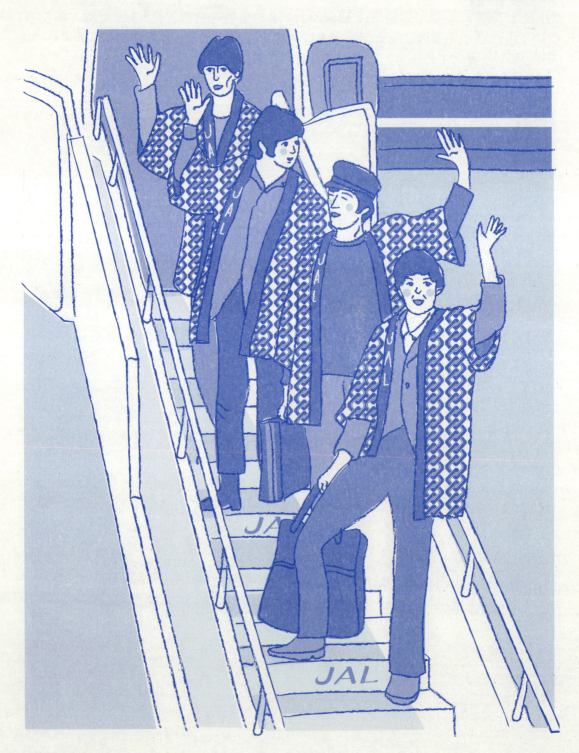

6月29日、ザ・ビートルズが初来日。羽田空港に到着後、ハッピを着てタラップを降りる様子を描いた問題です。左と右の絵を見くらべて、ちがっている部分をさがし、右の絵に丸をつけましょう。

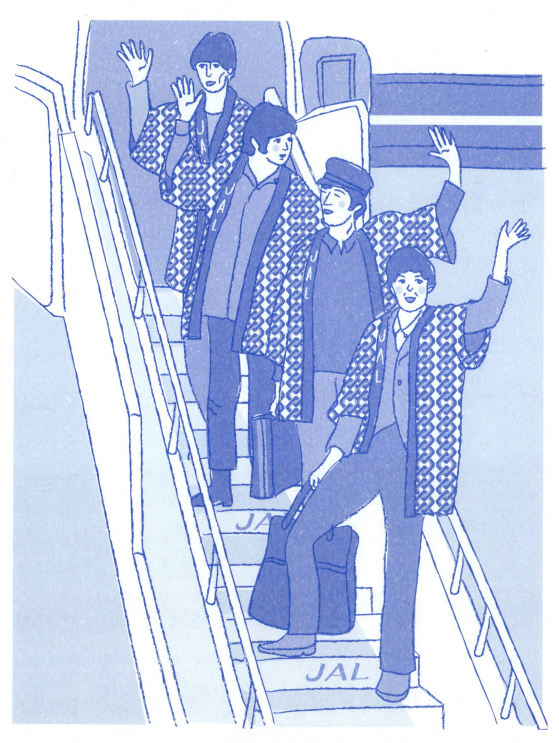

【解答は146ページ】

3 映画

昭和 **29** 年
（1954年）

開始　　月　　日　　時　　分　　秒
終了　　　　　　　時　　分　　秒
所要時間　　　　　　分　　秒

歳

11月3日、日本の怪獣映画『ゴジラ』のシリーズ第1作が公開されました。東京に出現したゴジラを描いた問題です。左と右の絵を見くらべて、ちがっている部分をさがし、右の絵に丸をつけましょう。

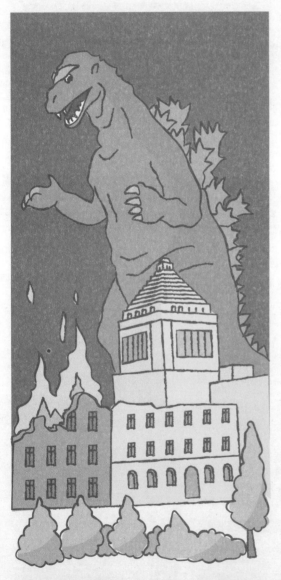
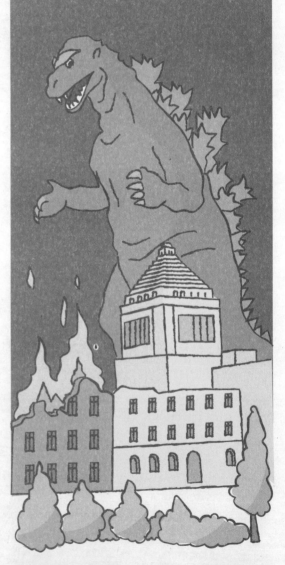

4 新商品

昭和 **35** 年
（1960年）

歳

開始　　月　　日　　時　　分　　秒
終了　　　　　　　時　　分　　秒
所要時間　　　　　　分　　秒

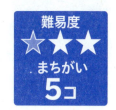

難易度 ★★★
まちがい **5**コ

空気で膨らませるビニール製の人形「ダッコちゃん」が発売され、大ヒット。腕にくっつけて歩く少女たちを描いた問題です。上と下の絵を見くらべて、ちがっている部分をさがし、下の絵に丸をつけましょう。

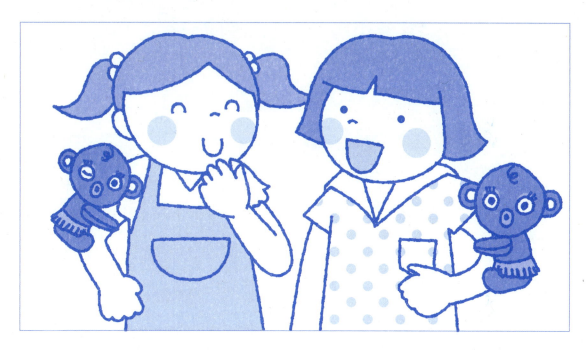

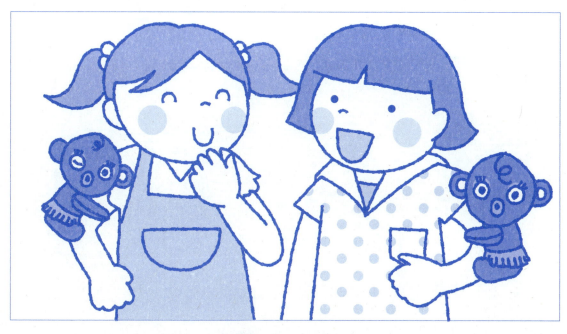

【解答は146ページ】

5 スポーツ

昭和 **29** 年
（1954年）

歳

開始　　月　　日
　　　時　分　秒
終了
　　　時　分　秒
所要時間
　　　　分　秒

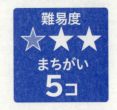

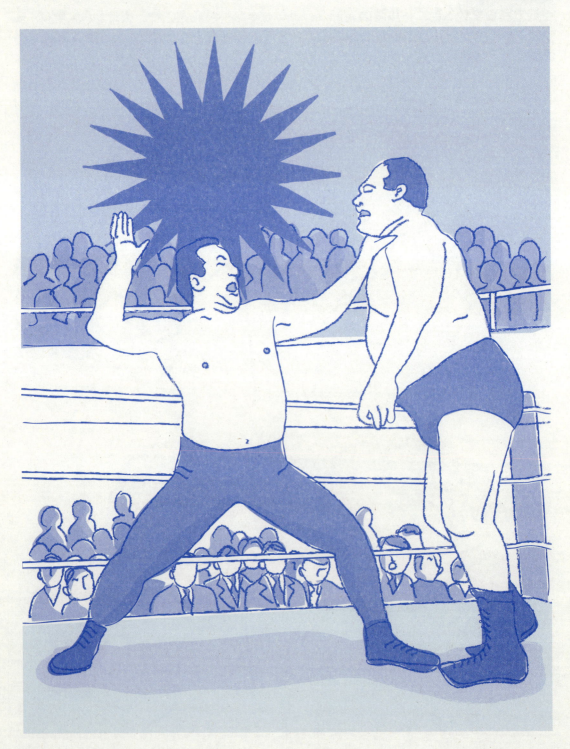

2月19日、日本初のプロレスの国際試合として、力道山・木村政彦とシャープ兄弟（カナダ）が対戦しました。当時、大人気だった力道山が必殺技の空手チョップをしている様子を描いた問題です。左と右の絵を見くらべて、ちがっている部分をさがし、右の絵に丸をつけましょう。

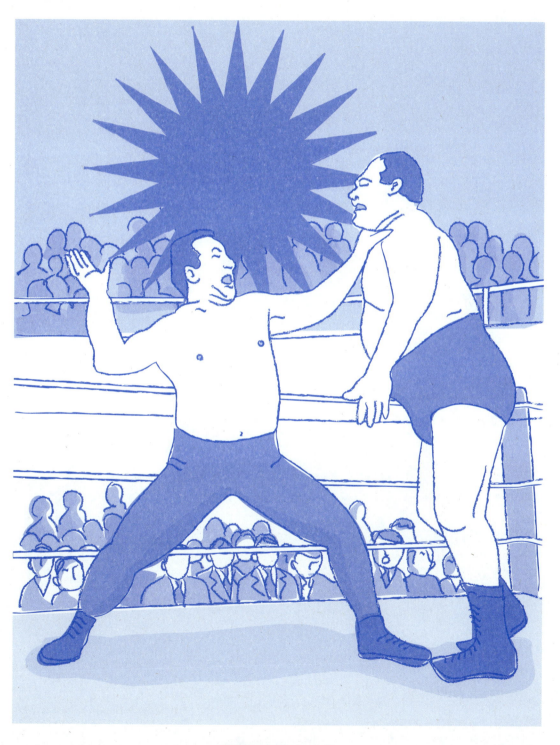

【解答は146ページ】

6 ニュース

昭和 **23** 年
（1948年）

歳

開始　　月　　日
　　　　時　分　秒
終了
　　　　時　分　秒
所要時間
　　　　　　分　秒

難易度
★★★
まちがい **5**コ

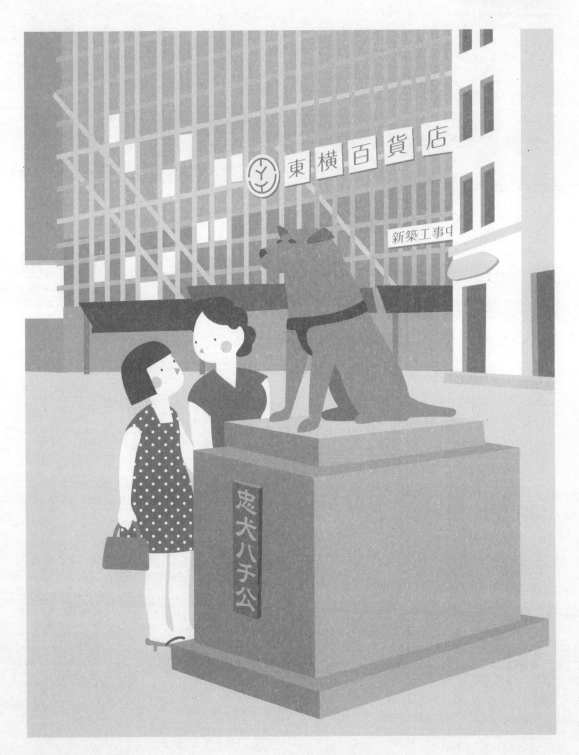

昭和9年、渋谷駅前に設置された初代ハチ公の銅像は第二次世界大戦中、金属供出により消滅。その後、ハチ公像は昭和23年に再建され、現在に至っています。昭和23年に再建された2代目ハチ公像を描いた問題です。左と右の絵を見くらべて、ちがっている部分をさがし、右の絵に丸をつけましょう。

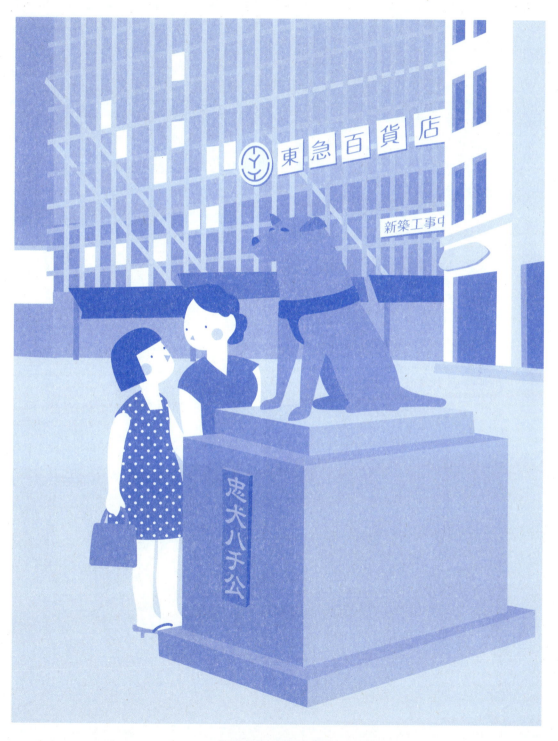

【解答は147ページ】

7 ニュース

昭和 **20** 年
（1945年）

歳

開始　月　日　時　分　秒
終了　時　分　秒
所要時間　分　秒

難易度 ★★★
まちがい **5**コ

8月30日、連合国軍最高司令官のダグラス・マッカーサーが来日。トレードマークのコーンパイプを持ち厚木飛行場に降り立つマッカーサーを描いた問題です。左と右の絵を見くらべて、ちがっている部分をさがし、右の絵に丸をつけましょう。

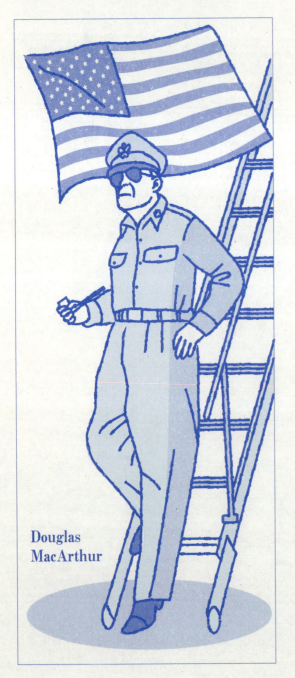

Douglas MacArthur

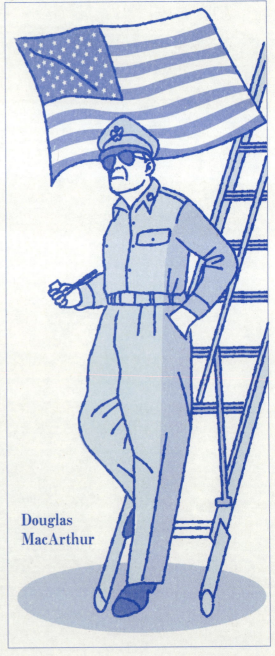

Douglas MacArthur

【解答は147ページ】

8 テレビ番組

昭和49年
（1974年）

開始　　月　　日　　時　　分　　秒
終了　　　　　　　時　　分　　秒
所要時間　　　　　　分　　秒

　　　　　歳

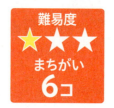

難易度 ★☆☆
まちがい **6**コ

昭和49年、TBS系列で『寺内貫太郎一家』を放送。このドラマの名物、貫太郎（小林亜星）と息子（西城秀樹）の取っ組み合いをモチーフにした問題です。上と下の絵を見くらべて、ちがっている部分をさがし、下の絵に丸をつけましょう。

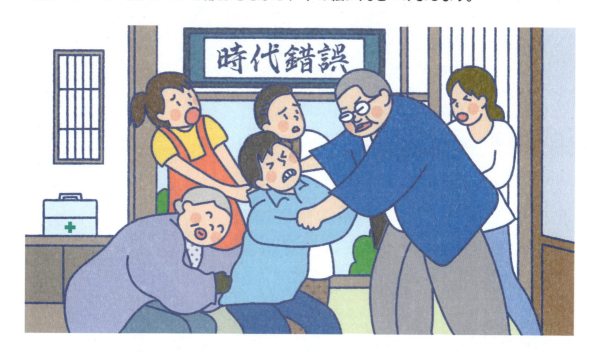

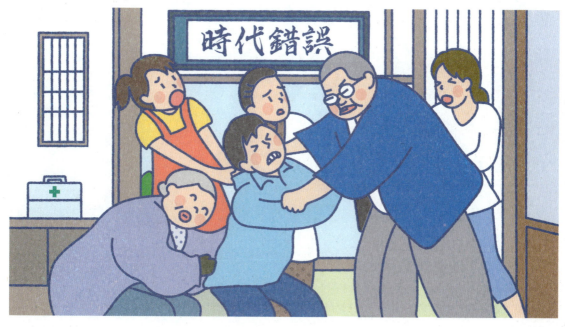

【解答は147ページ】

17

9 ニュース

昭和 **54** 年
(1979年)

歳

開始 　月　　日　　時　　分　　秒
終了 　　　　　　時　　分　　秒
所要時間 　　　　　分　　秒

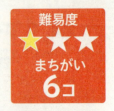

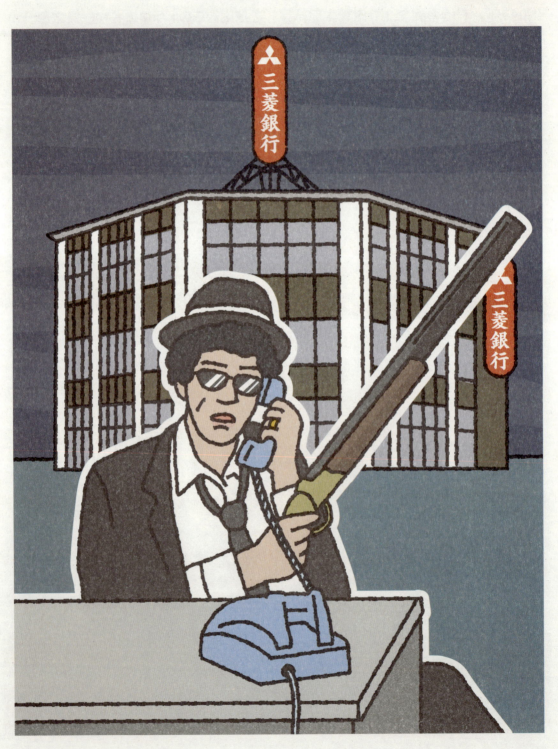

昭和54年、1月26日。大阪府の三菱銀行北畠支店に猟銃を持った男が押し入り、4人を射殺して客と行員30人を人質にした立てこもり強盗事件が発生。この事件と犯人の梅川昭美の姿をモチーフにした問題です。左と右の絵を見くらべて、ちがっている部分をさがし、右の絵に丸をつけましょう。

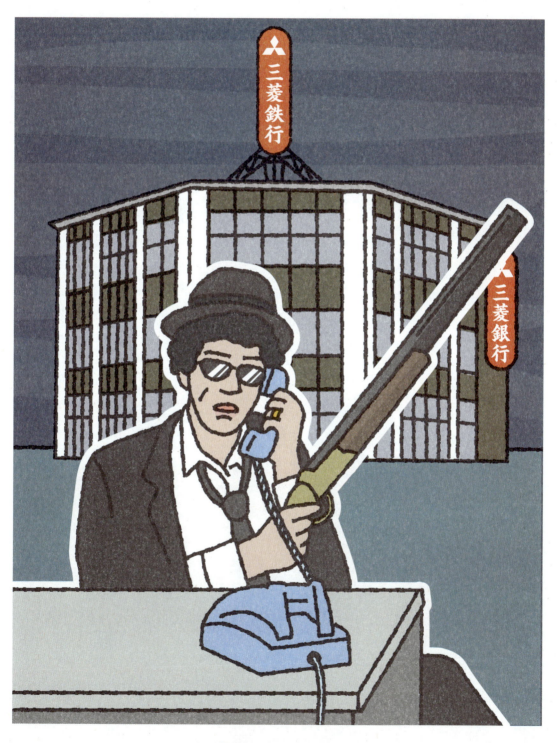

【解答は147ページ】

10 映画

昭和 **37** 年
（1962年）

　　　　歳

開始　　　月　　　日
　　　　時　　　分　　　秒
終了
　　　　時　　　分　　　秒
所要時間
　　　　　　　分　　　秒

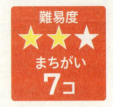

難易度
★★★
まちがい
7コ

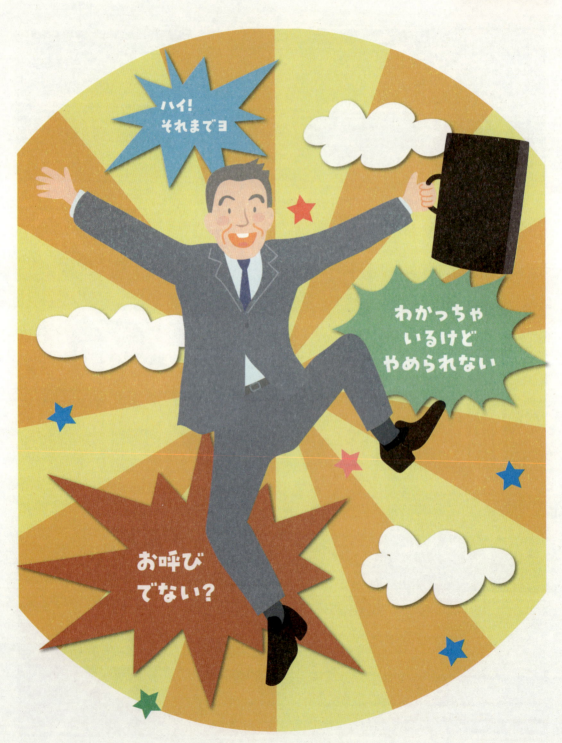

昭和37年、クレイジーキャッツの植木等主演の無責任シリーズ第1作『ニッポン無責任時代』が公開。高度経済成長の時代に大ヒットしました。主人公・平均（たいらひとし）の姿をモチーフにした問題です。左と右の絵を見くらべて、ちがっている部分をさがし、右の絵に丸をつけましょう。

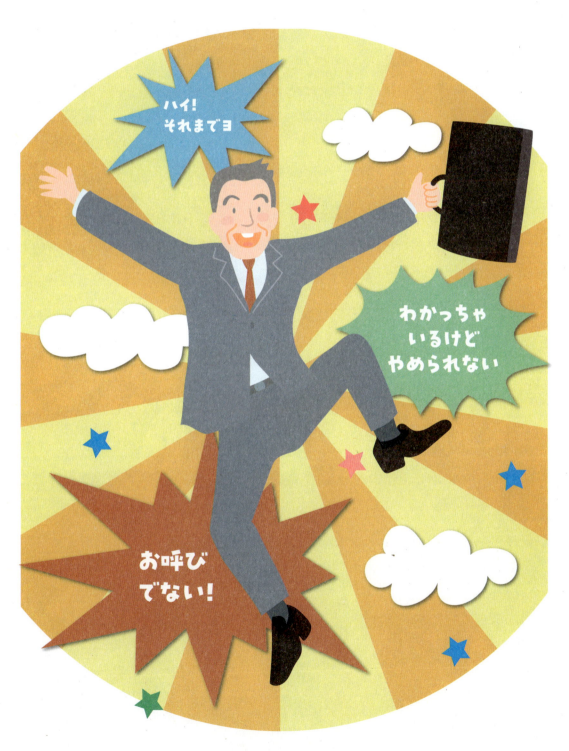

【解答は147ページ】

| 11 | 芸能界 |

昭和 **38** 年
（1963年）

　　　歳

開始　　月　　日
　　　時　　分　　秒
終了
　　　時　　分　　秒
所要時間
　　　　　分　　秒

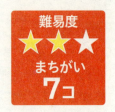

難易度 ★★★
まちがい **7**コ

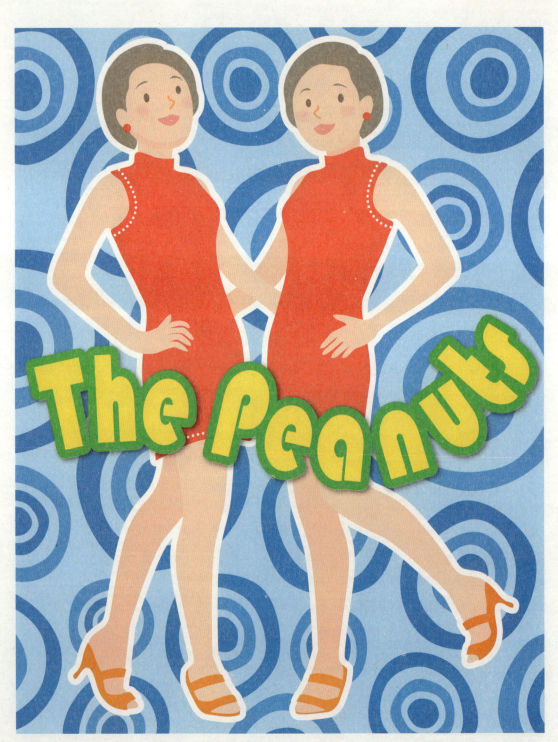

昭和38年4月、双子の女性デュオ、ザ・ピーナッツ（伊藤エミ・ユミ）の『恋のバカンス』が発売。作詞：岩谷時子、作曲：宮川泰によるこの作品は、スウィング感あふれる名曲で大ヒットを記録しました。ザ・ピーナッツの姿をモチーフにした問題です。左と右の絵を見くらべて、ちがっている部分をさがし、右の絵に丸をつけましょう。

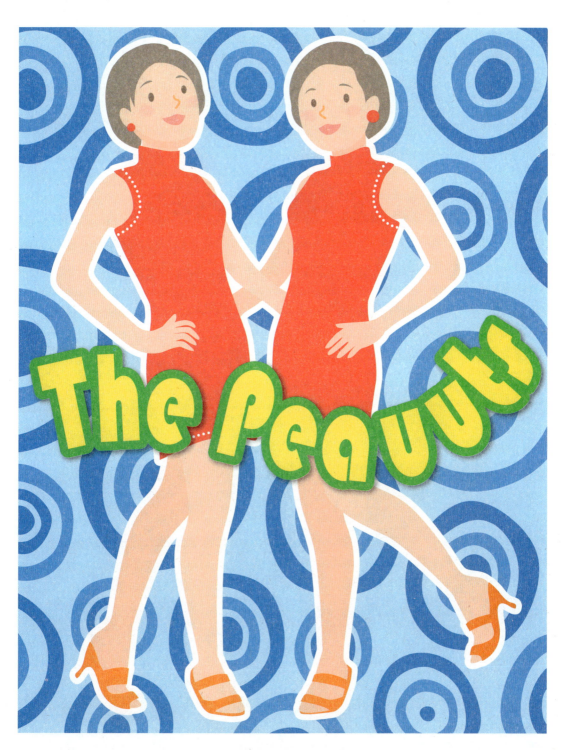

【解答は148ページ】

12 映画

昭和 **35** 年
（1960年）

　　　　歳

開始　　　月　　　日
　　　　時　　分　　秒
終了
　　　　時　　分　　秒
所要時間
　　　　　　分　　秒

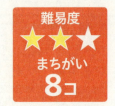

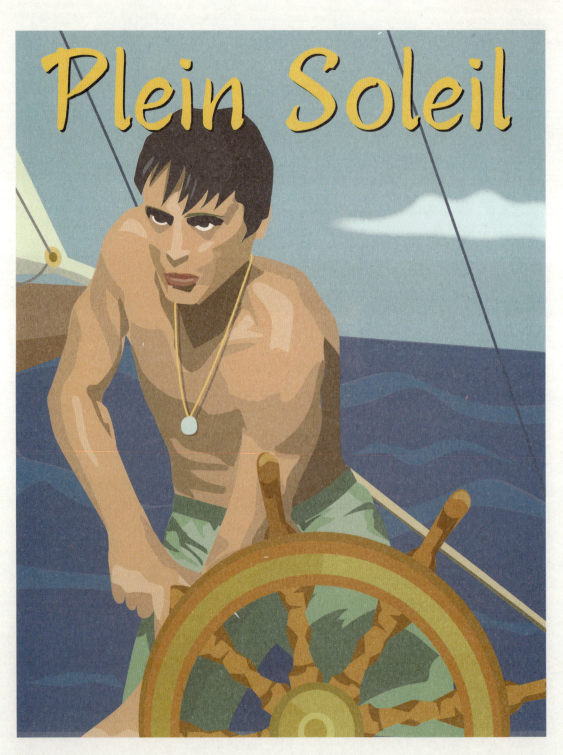

昭和35年6月に公開されたアラン・ドロン主演の映画『太陽がいっぱい』が大ヒット。アラン・ドロンは一躍世界的大スターとなり、ニーノ・ロータ作曲の主題曲も有名になりました。この映画をモチーフにした問題です。左と右の絵を見くらべて、ちがっている部分をさがし、右の絵に丸をつけましょう。

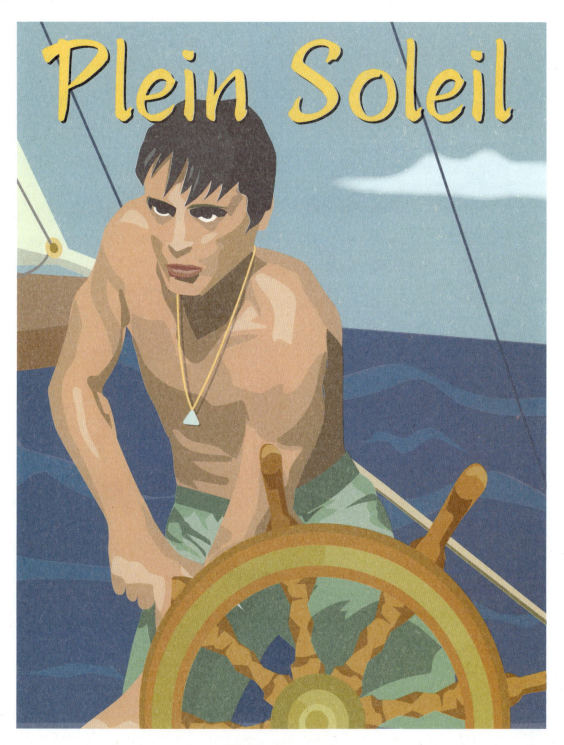

13 芸能界

昭和 **55** 年
（1980年）

＿＿＿＿＿＿歳

開始 　月　　　日　　時　　分　　秒
終了 　　　　　　　時　　分　　秒
所要時間 　　　　　　分　　秒

難易度 ★★★
まちがい **6**コ

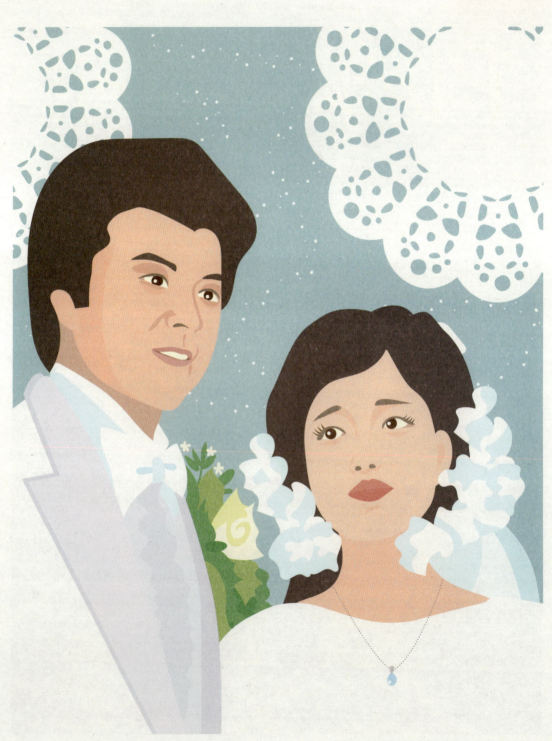

多くの映画やドラマ「赤いシリーズ」などで共演し絶大な人気を誇ったスター同士、山口百恵と三浦友和が結婚。テレビ放送された東京プリンスホテル鳳凰の間での披露宴時の様子をモチーフにした問題です。左と右の絵を見くらべて、ちがっている部分をさがし、右の絵に丸をつけましょう。

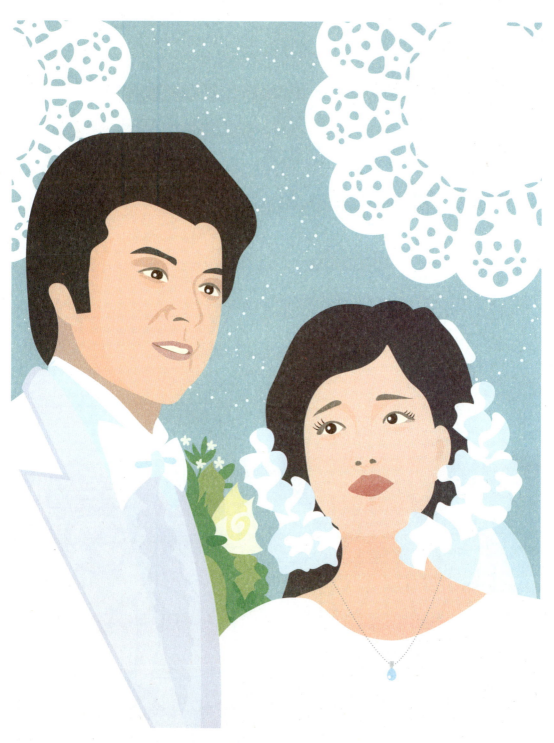

14 テレビ番組

昭和 **52** 年
（1977年）

　　　歳

開始　　月　　日　　時　　分　　秒
終了　　　　　　　時　　分　　秒
所要時間　　　　　　分　　秒

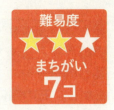

難易度 ★★★
まちがい **7**コ

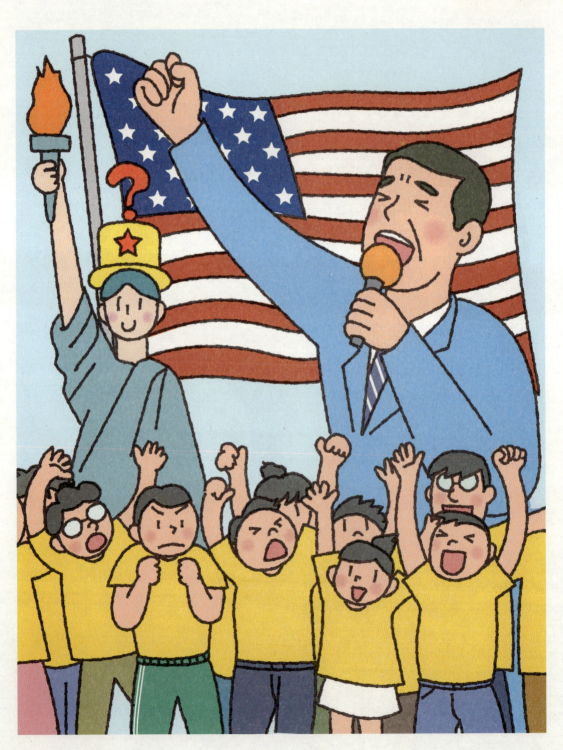

昭和52年、視聴者参加型のクイズ番組『アメリカ横断ウルトラクイズ』第1回大会を日本テレビ系列で放送。福留功男アナが「ニューヨークへ行きたいかー?」と叫ぶ予選の様子をモチーフにした問題です。左と右の絵を見くらべて、ちがっている部分をさがし、右の絵に丸をつけましょう。

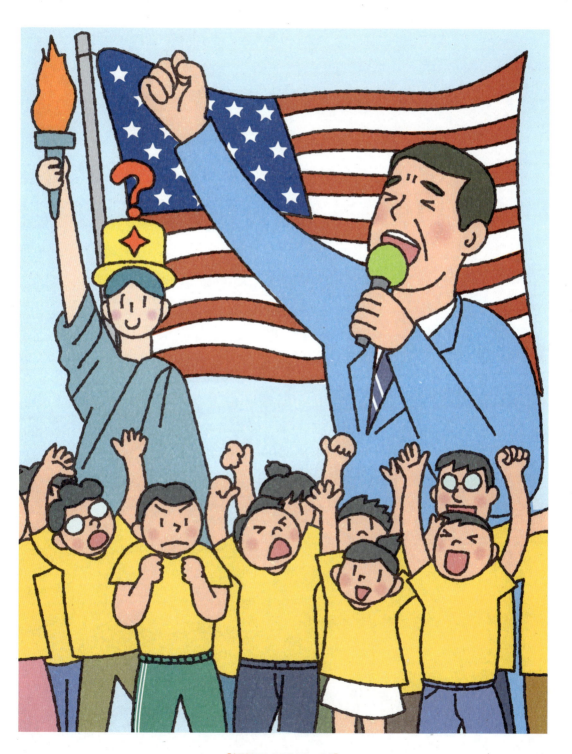

【解答は148ページ】

15 ニュース

昭和 **44** 年
（1969年）

　　　　歳

開始　　　月　　　日
　　　　時　　分　　秒
終了
　　　　時　　分　　秒
所要時間
　　　　　　分　　秒

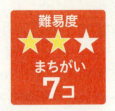

難易度 ★★★
まちがい **7**コ

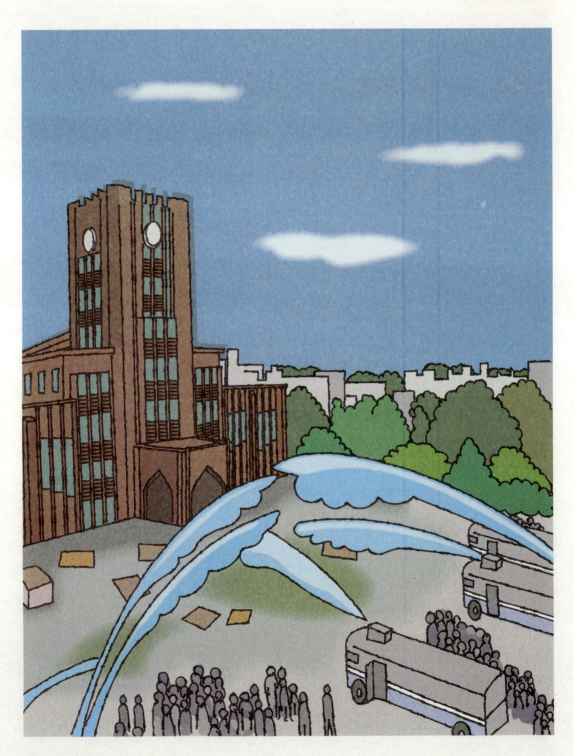

昭和44年1月、全共闘や新左翼の学生たちが東京大学本郷キャンパスのシンボルである安田講堂を占拠。警視庁の機動隊約8500人と2日間にわたって攻防が繰り広げられました。この事件をモチーフにした問題です。左と右の絵を見くらべて、ちがっている部分をさがし、右の絵に丸をつけましょう。

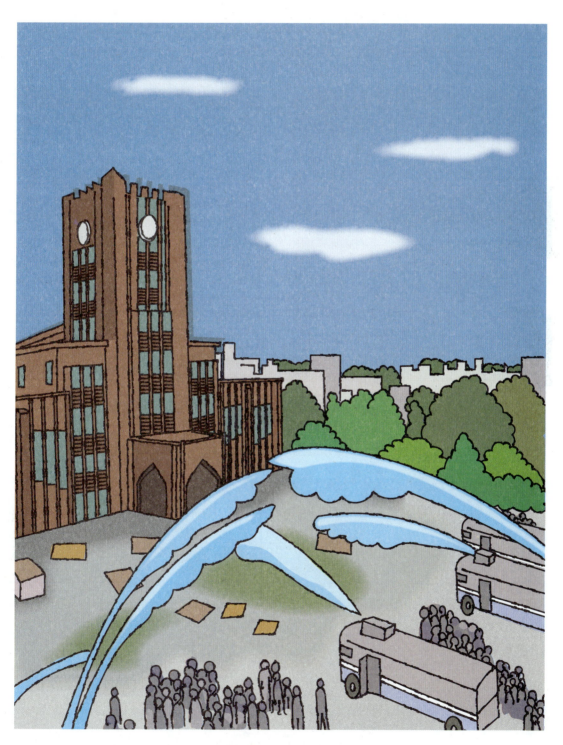

【解答は149ページ】

16 スポーツ

昭和 51 年
（1976年）

　　　　歳

開始　　月　　　日
　　　　時　　分　　秒
終了
　　　　時　　分　　秒
所要時間
　　　　　　分　　秒

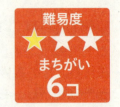

難易度 ★★★
まちがい 6コ

昭和51年、ルーマニアの体操選手、N・コマネチがモントリオール五輪で3冠達成。「白い妖精」と呼ばれ大人気に。コマネチをモチーフにした問題です。左と右の絵を見くらべて、ちがっている部分をさがし、右の絵に丸をつけましょう。

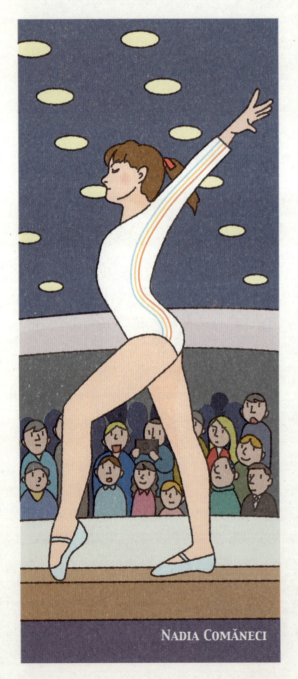
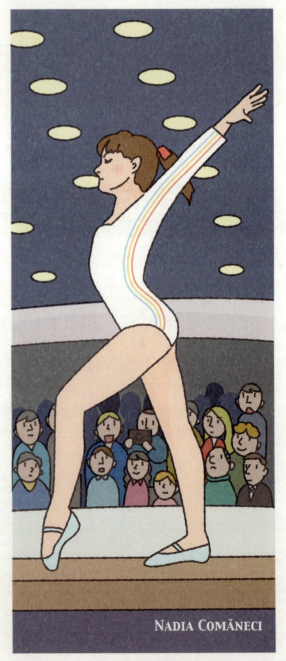

NADIA COMĂNECI

【解答は149ページ】

17 暮らし

昭和 **36** 年
(1961年)

開始　　月　　日　　時　　分　　秒
終了　　　　　　時　　分　　秒
所要時間　　　　　分　　秒

歳

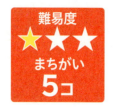

難易度 ★★★
まちがい **5**コ

9月25日、羽田（東京）から千歳（札幌）に国内線で最初のジェット旅客機が就航しました。国内線初のジェット旅客機、日本航空のコンベア880型機を描いた問題です。上と下の絵を見くらべて、ちがっている部分をさがし、下の絵に丸をつけましょう。

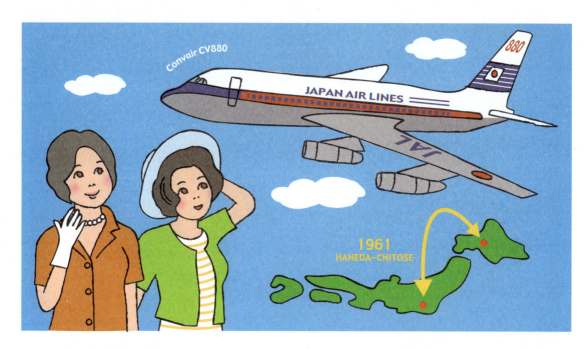

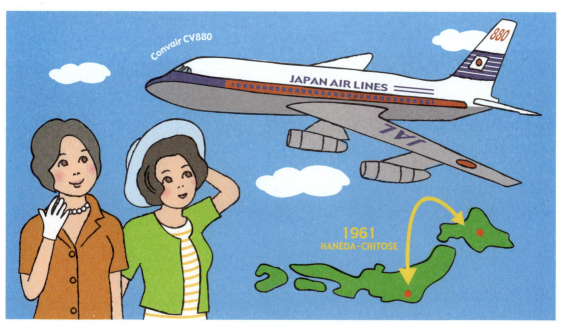

【解答は149ページ】

18 イベント

昭和 **45** 年
（1970年）

＿＿＿歳

開始　月　日　時　分　秒
終了　　　　　時　分　秒
所要時間　　　　分　秒

難易度 ★☆☆
まちがい **6**コ

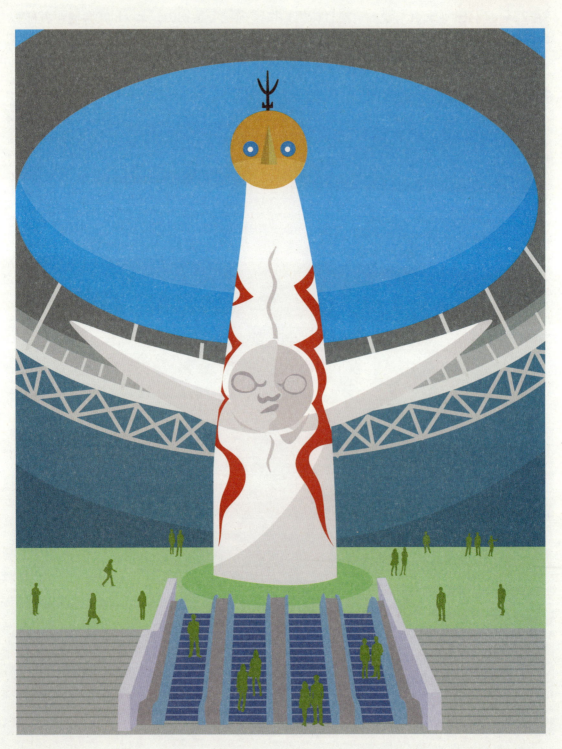

3月15日から9月13日まで、日本およびアジアで初となる日本万国博覧会が大阪で開催されました。この博覧会の象徴として知られる、芸術家の岡本太郎が制作した「太陽の塔」を描いた問題です。左と右の絵を見くらべて、ちがっている部分をさがし、右の絵に丸をつけましょう。

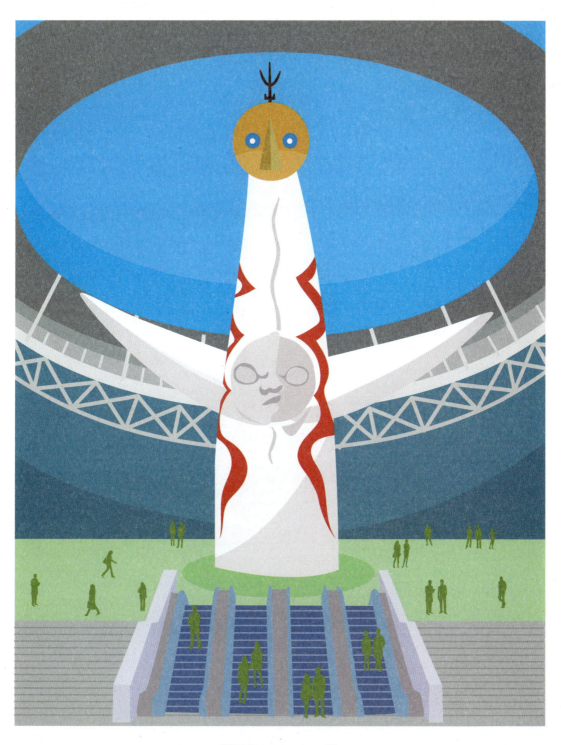

【解答は149ページ】

19 ニュース

昭和 **34** 年
（1959年）

　　　　歳

開始　　月　　日
　　　時　　分　　秒
終了
　　　時　　分　　秒
所要時間
　　　　分　　秒

難易度
★★★
まちがい
6コ

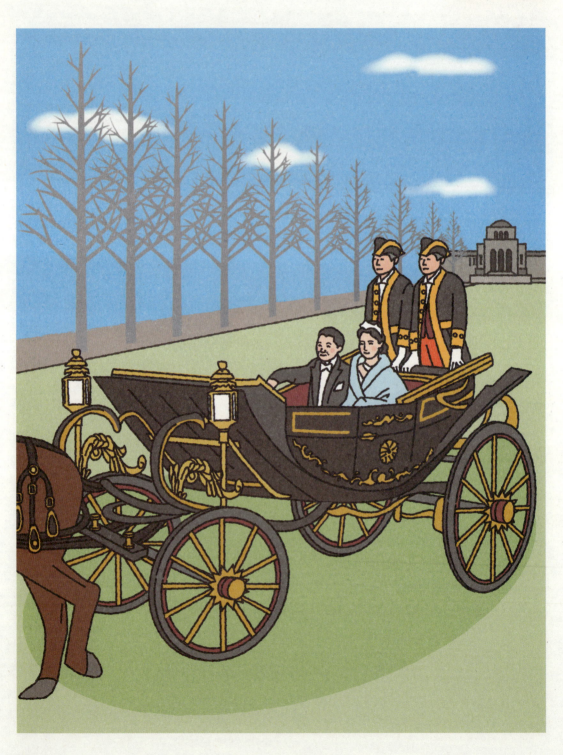

4月10日、当時の皇太子と美智子様がご成婚されました。おふたりのパレードの様子を視聴するため、テレビが飛躍的に普及したといわれています。パレードの様子を描いた問題です。左と右の絵を見くらべて、ちがっている部分をさがし、右の絵に丸をつけましょう。

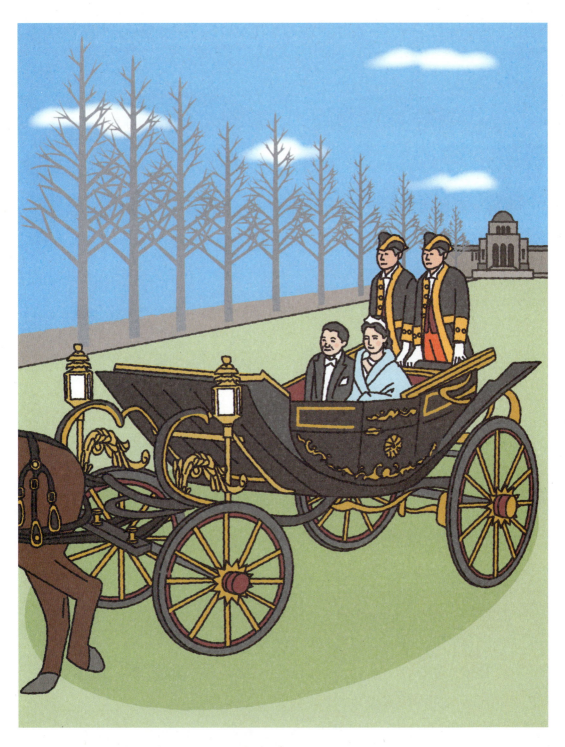

20 ブーム

昭和 **52** 年
（1977年）

　　　　歳

開始　　月　　日
　　　時　　分　　秒
終了
　　　時　　分　　秒
所要時間
　　　　　分　　秒

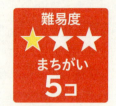

難易度
★★★
まちがい
5コ

ランボルギーニ・カウンタック、フェラーリ、ポルシェなどスーパーカーの展示ショーが各地で開催され、一大ブームになりました。スーパーカーを描いた問題です。上と下の絵を見くらべて、ちがっている部分をさがし、下の絵に丸をつけましょう。

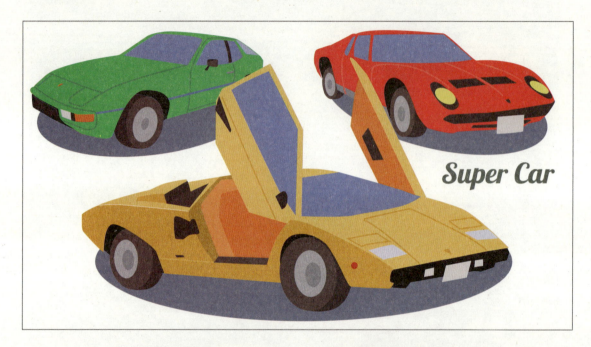

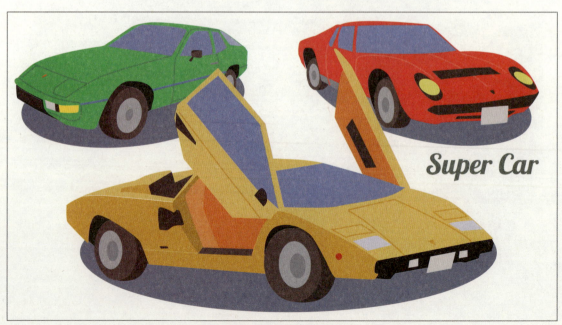

21 新商品

昭和 **46** 年
（1971年）

開始　　月　　日　　時　　分　　秒
終了　　　　　　　時　　分　　秒
所要時間　　　　　　分　　秒

歳

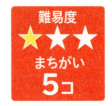

難易度 ★★★
まちがい **5**コ

9月、世界初のカップ麺となる「カップヌードル」が日清食品から発売されました。熱湯を注ぎ、カップヌードルのできあがりを待つ親子を描いた問題です。上と下の絵を見くらべて、ちがっている部分をさがし、下の絵に丸をつけましょう。

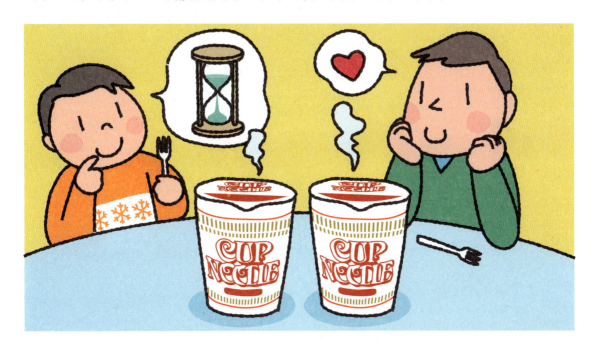

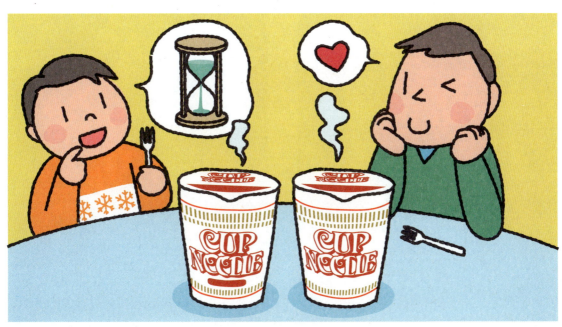

【解答は150ページ】

22 映画

昭和 50 年
(1975年)

開始　　月　　日　　時　　分　　秒
終了　　　　　　　時　　分　　秒
所要時間　　　　　　　分　　秒

歳

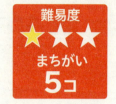

難易度 ★☆☆
まちがい **5**コ

スティーブン・スピルバーグ監督によるアメリカ映画『ジョーズ』が大ヒット。人間を襲う巨大ザメは、強烈なインパクトでした。『ジョーズ』をモチーフにした問題です。左と右の絵を見くらべて、ちがっている部分をさがし、右の絵に丸をつけましょう。

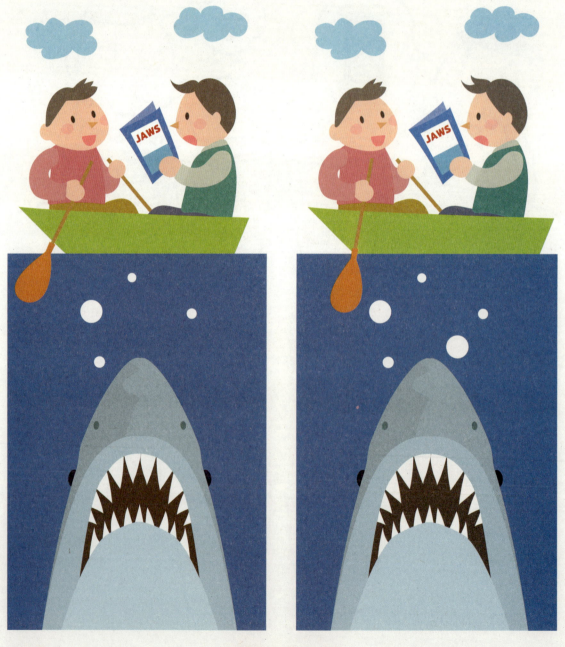

【解答は150ページ】

23 新商品

昭和 **42** 年
（1967年）

歳

	月	日
開始	時 分 秒	
終了	時 分 秒	
所要時間	分 秒	

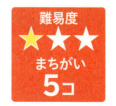

着せ替え人形の初代「リカちゃん」がタカラから発売されました。女の子に大人気だった「リカちゃん」をモチーフにした問題です。左と右の絵を見くらべて、ちがっている部分をさがし、右の絵に丸をつけましょう。

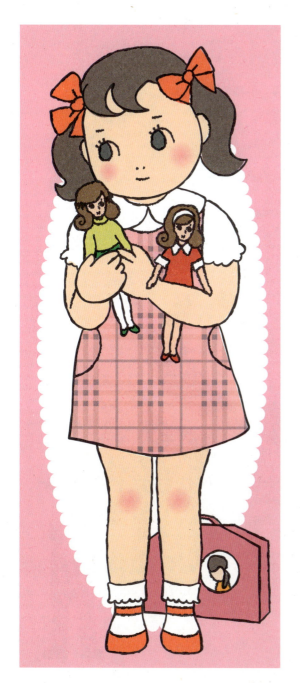
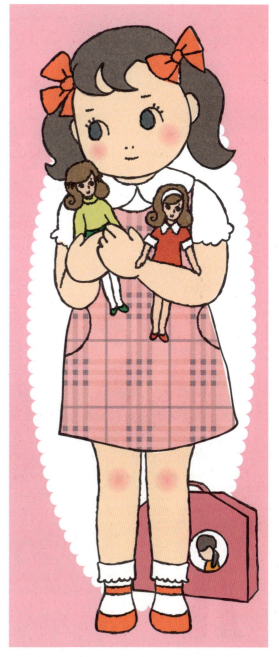

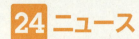

24 ニュース

昭和 **47** 年
（1972年）

☐ 歳

開始　　月　　日　　時　　分　　秒
終了　　　　　　　時　　分　　秒
所要時間　　　　　　分　　秒

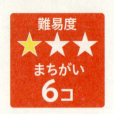

難易度 ★★★
まちがい **6**コ

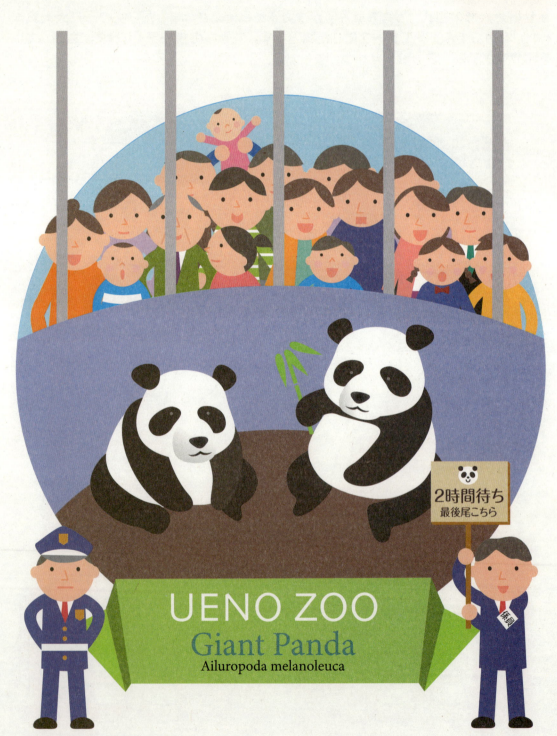

UENO ZOO
Giant Panda
Ailuropoda melanoleuca

2時間待ち
最後尾こちら

昭和47年9月の日中国交正常化を記念し、中華人民共和国からジャイアントパンダのカンカンとランランが贈呈されました。上野動物園で飼育され、一般公開後は大フィーバーを巻き起こしました。カンカンとランランをモチーフにした問題です。左と右の絵を見くらべて、ちがっている部分をさがし、右の絵に丸をつけましょう。

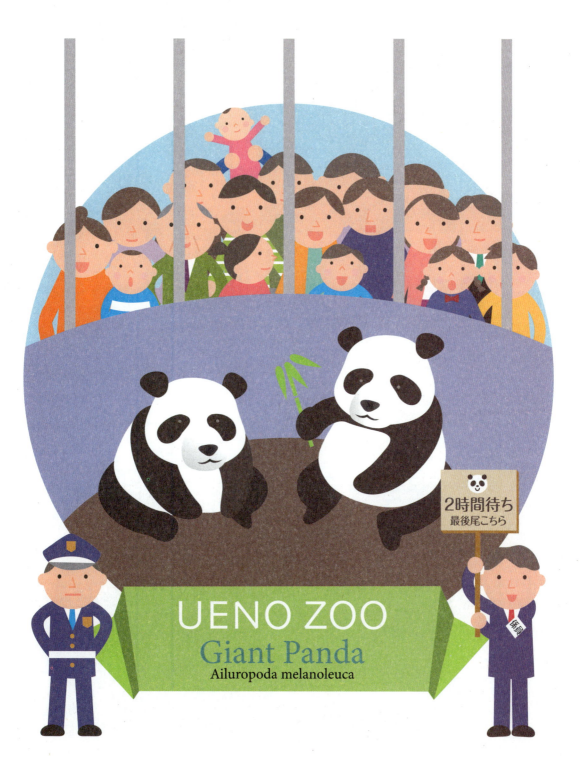

25 暮らし

昭和 **30** 年
（1955年）

開始　　月　　日　　時　　分　　秒
終了　　　　　　　時　　分　　秒
所要時間　　　　　　分　　秒

歳

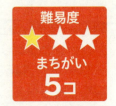

難易度 ★☆☆
まちがい **5**コ

この年、10円硬貨専用の料金前納式公衆電話が登場しました。当時は、たばこ屋さんの店先などに置かれていました。当時の公衆電話をモチーフにした問題です。上と下の絵を見くらべて、ちがっている部分をさがし、下の絵に丸をつけましょう。

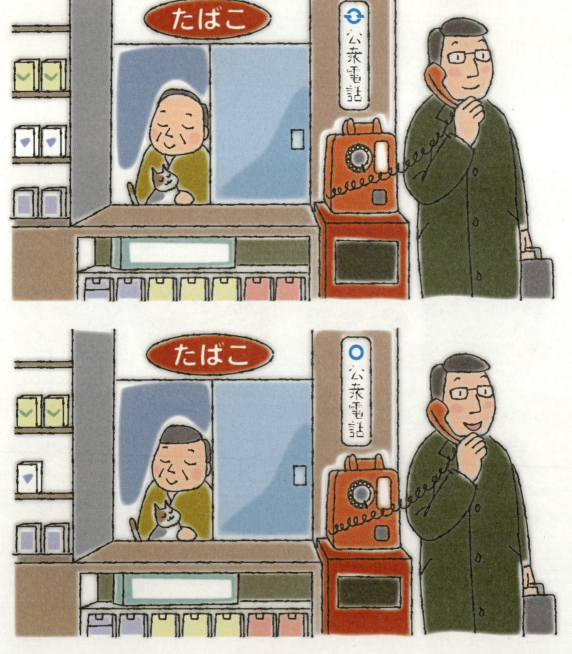

26 テレビ番組

昭和 41 年
（1966年）

	月	日
開始	時 分	秒
終了	時 分	秒
所要時間	分	秒

歳

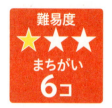

難易度 ★☆☆
まちがい **6**コ

5月15日、日本テレビ系列で『笑点』の放送開始。長く続いている番組としてギネス世界記録をもつ長寿番組はこの年に始まりました。『笑点』をモチーフにした問題です。上と下の絵を見くらべて、ちがっている部分をさがし、下の絵に丸をつけましょう。

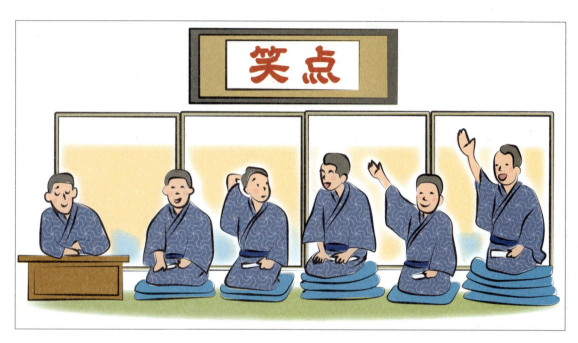

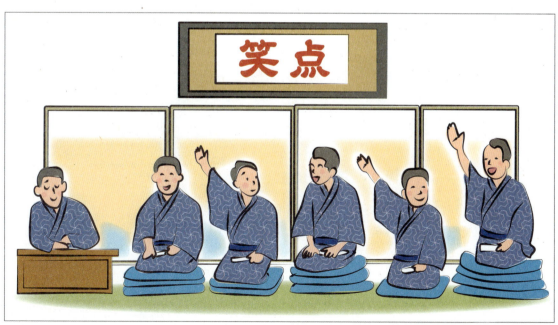

【解答は150ページ】

27 ブーム

昭和 33 年
（1958年）

_____ 歳

開始　　　月　　　日
　　　　時　　分　　秒
終了
　　　　時　　分　　秒
所要時間
　　　　　　分　　秒

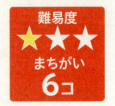

難易度
★☆☆
まちがい
6コ

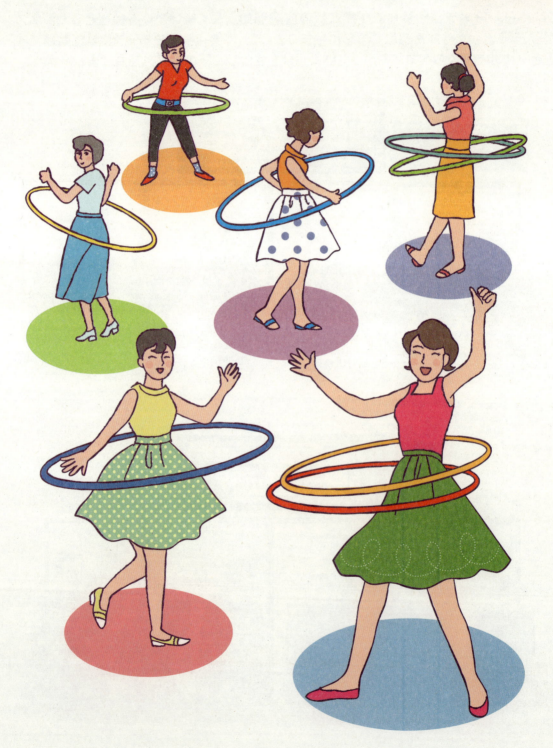

アメリカでの大流行を受け、10月から日本でもデパートなどで「フラフープ」が販売されました。1ヵ月で80万本も売れ、日本中で一大ブームになりました。「フラフープ」をモチーフにした問題です。左と右の絵を見くらべて、ちがっている部分をさがし、右の絵に丸をつけましょう。

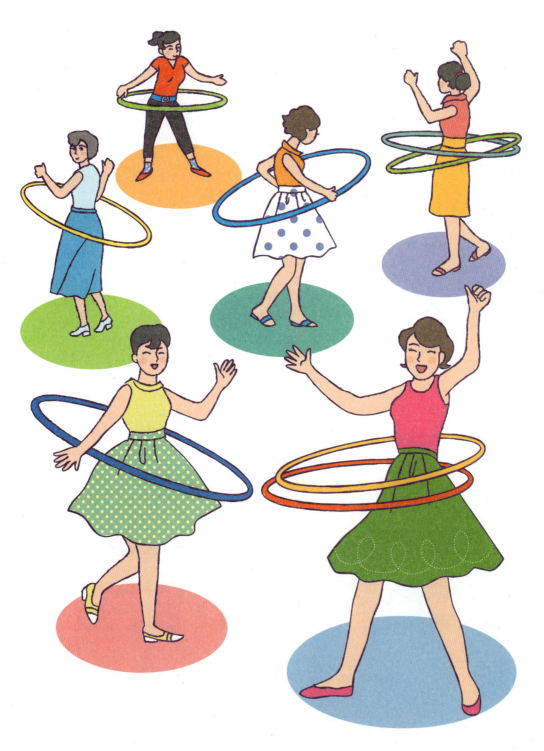

28 新商品

昭和 **49** 年
（1974年）

開始　　月　　日
　　　時　　分　　秒
終了
　　　時　　分　　秒
所要時間
　　　　　分　　秒

　　歳

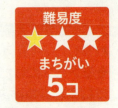

日本の人形メーカー、セキグチが「モンチッチ」を発売。1970年代後半には海外に進出、世界的な人気キャラクターになりました。モンチッチをモチーフにした問題です。上と下の絵を見くらべて、ちがっている部分をさがし、下の絵に丸をつけましょう。

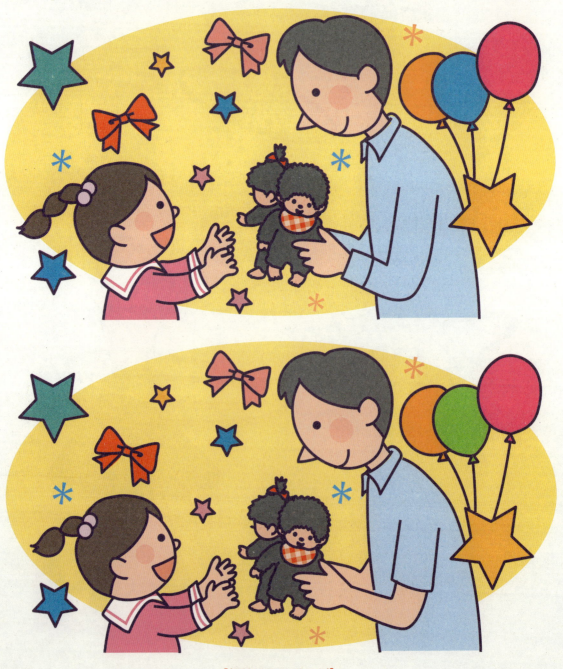

【解答は151ページ】

29 ブーム

昭和 **28** 年
（1953年）

　　　　歳

	月	日
開始	時　分　秒	
終了	時　分　秒	
所要時間	分　秒	

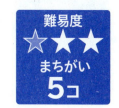

この年に大ヒットした映画『君の名は』のヒロイン、真知子がしていたショールの巻き方が「真知子巻き」と呼ばれ大流行。真知子巻きをモチーフにした問題です。左と右の絵を見くらべて、ちがっている部分をさがし、右の絵に丸をつけましょう。

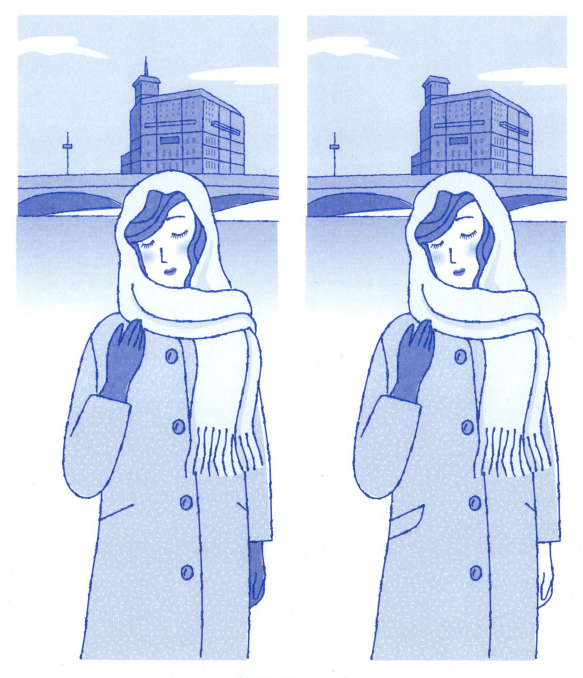

【解答は151ページ】

49

30	ニュース		月 日	
	昭和 38 年 （1963年）	開始	時 分 秒	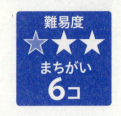
		終了	時 分 秒	
	歳	所要時間	分 秒	

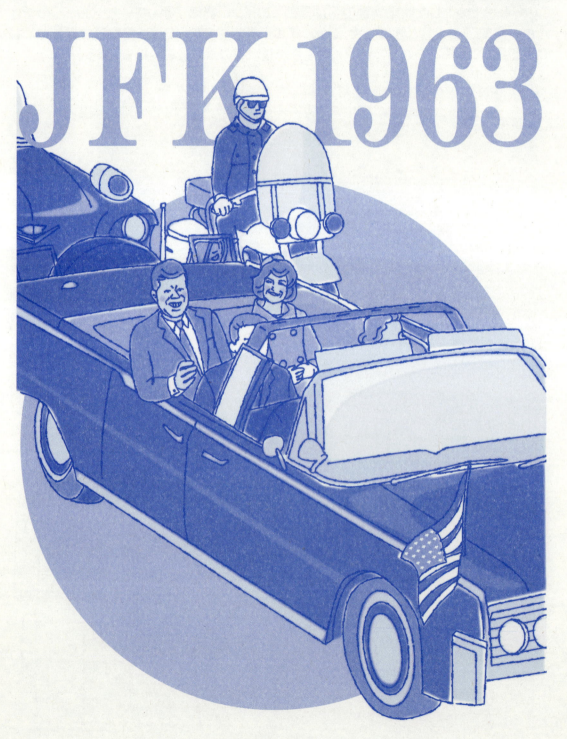

11月22日、アメリカ合衆国大統領ジョン・F・ケネディがテキサス州ダラスでパレード中に銃撃され死亡。このニュースは世界中に衝撃をあたえました。銃撃前、ケネディ夫妻がパレードしている様子を描いた問題です。左と右の絵を見くらべて、ちがっている部分をさがし、右の絵に丸をつけましょう。

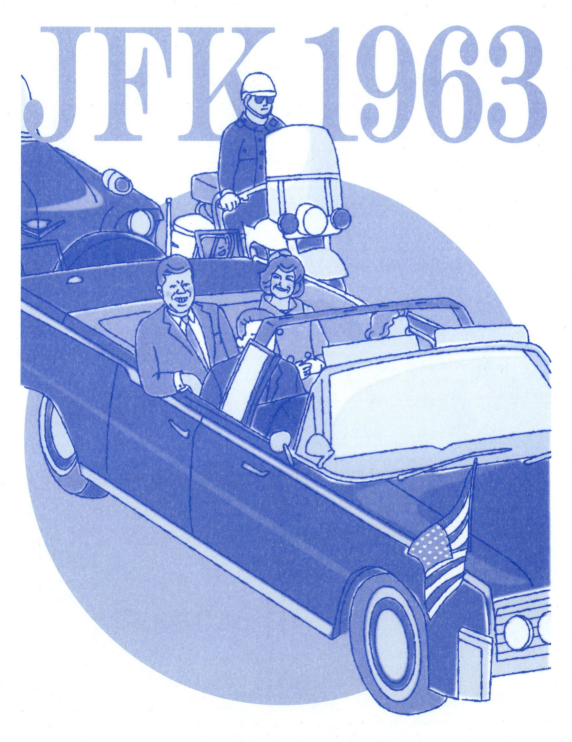

31 暮らし

昭和 **28** 年
（1953年）

歳

開始　　月　　日　　時　　分　　秒
終了　　　　　　　時　　分　　秒
所要時間　　　　　　　分　　秒

難易度
★★★
まちがい
7コ

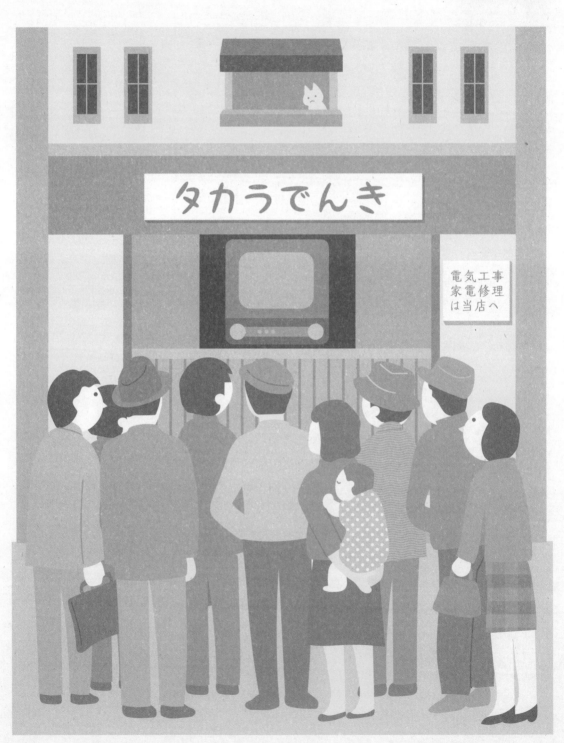

2月1日にNHKが、8月28日には日本テレビがテレビの本放送を開始。当時は受像機の価格が高く、多くの人は駅や公園、電気店などに設置された街頭テレビを見ていました。街頭テレビをモチーフにした問題です。左と右の絵を見くらべて、ちがっている部分をさがし、右の絵に丸をつけましょう。

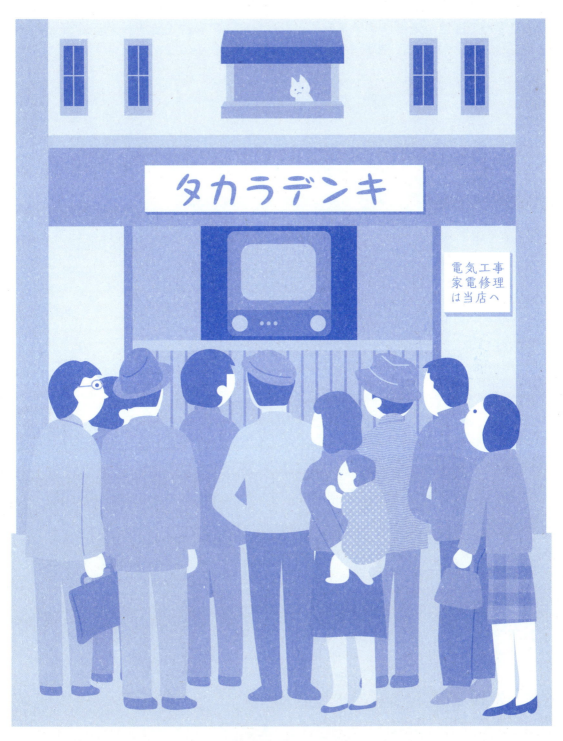

32 ニュース

昭和 **43** 年
（1968年）

開始　　　月　　　日
　　　　時　　分　　秒
終了
　　　　時　　分　　秒
所要時間
　　　　　　分　　秒

歳

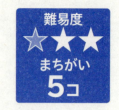

12月10日、「三億円事件」が発生。白バイ隊員に変装した犯人が現金輸送車から三億円を奪って逃走、未解決のまま時効となった、この事件をモチーフにした問題です。左と右の絵を見くらべて、ちがっている部分をさがし、右の絵に丸をつけましょう。

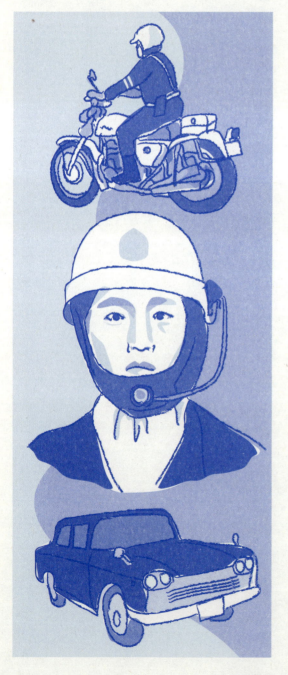
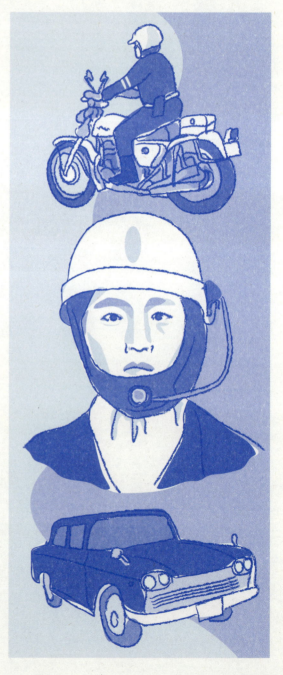

【解答は151ページ】

33 ブーム

昭和 32 年
（1957年）

歳

開始　月　日　時　分　秒
終了　時　分　秒
所要時間　分　秒

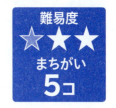

1950年代にアメリカで生まれた音楽「ロカビリー」が日本でも流行し、銀座や新宿にロカビリー喫茶が登場しました。ロカビリースタイルの若者を描いた問題です。上と下の絵を見くらべて、ちがっている部分をさがし、下の絵に丸をつけましょう。

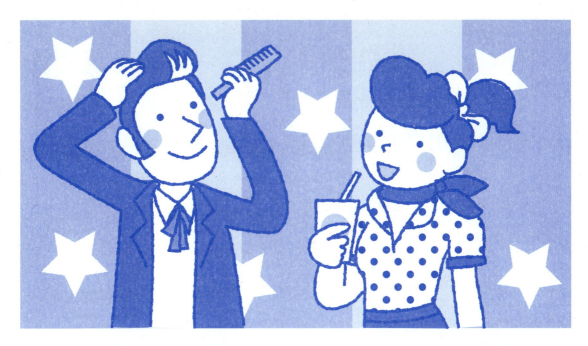

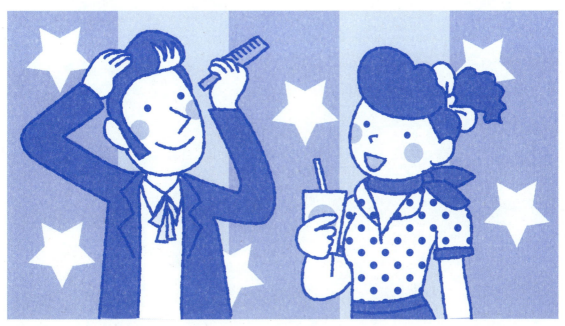

34 スポーツ

昭和 **27** 年
（1952年）

開始　　　月　　　日
　　　　時　　分　　秒
終了
　　　　時　　分　　秒
所要時間
　　　　　　分　　秒

＿＿＿＿＿＿歳

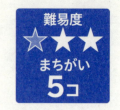

5月19日、ダド・マリノ（アメリカ）とのタイトルマッチに勝ち、日本人として初めてボクシング世界フライ級チャンピオンになった白井義男を描いた問題です。左と右の絵を見くらべて、ちがっている部分をさがし、右の絵に丸をつけましょう。

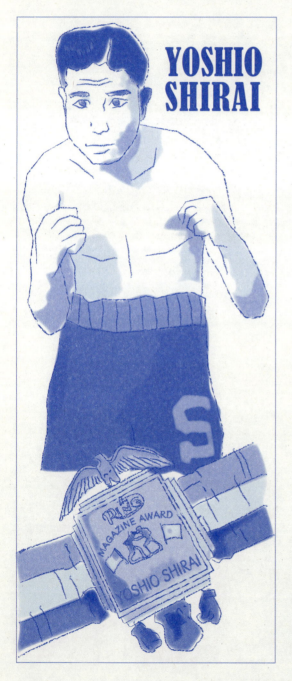
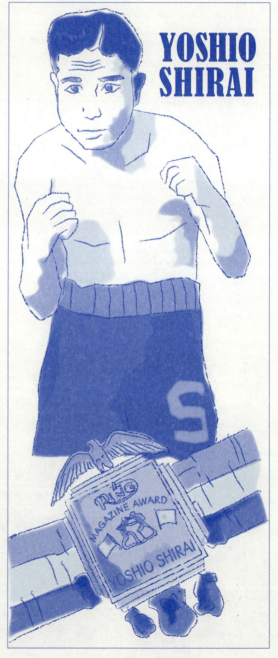

35 テレビ番組

昭和 44 年（1969年）

歳

	月	日
開始	時 分 秒	
終了	時 分 秒	
所要時間	分 秒	

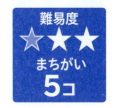

難易度 ★★★
まちがい 5コ

この年、水戸光圀（黄門）の一行が諸国漫遊の道中で世直しをする時代劇ドラマ『水戸黄門』がTBSで放送開始。助さんと格さんを従えた水戸黄門を描いた問題です。上と下の絵を見くらべて、ちがっている部分をさがし、下の絵に丸をつけましょう。

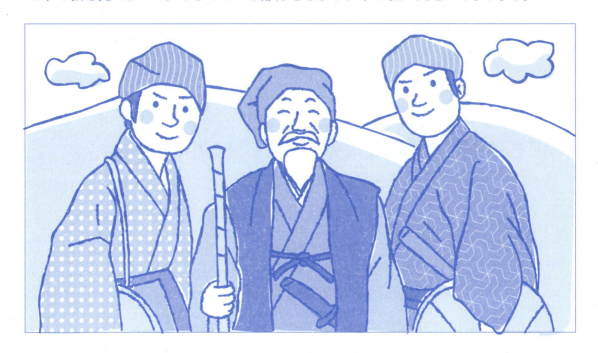

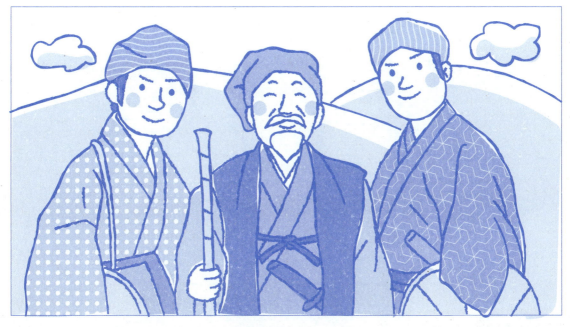

【解答は152ページ】

36 暮らし

昭和 22 年
（1947年）

　　　歳

開始　　月　　日
　　　時　　分　　秒
終了
　　　時　　分　　秒
所要時間
　　　　　分　　秒

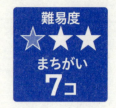

難易度
★★★
まちがい
7コ

昭和22年：給食メニュー
●ミルク（脱脂粉乳）　●トマトシチュー（スキムミルクと輸入トマトケチャップ）

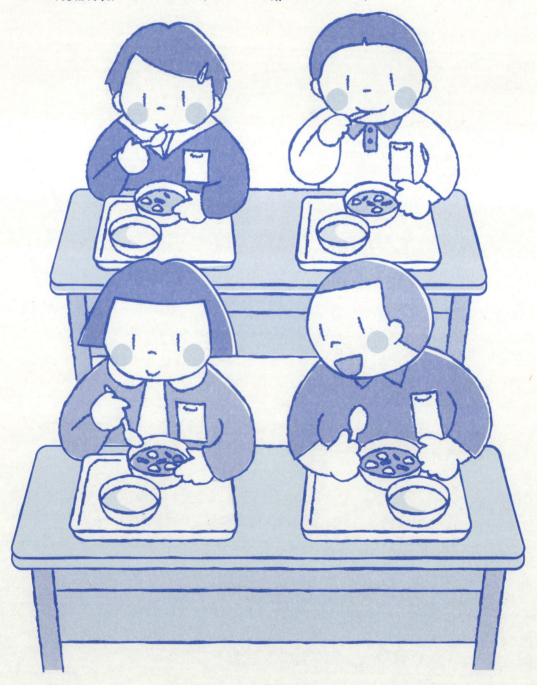

この年、小学校6年、中学校3年、高等学校3年の学校教育法「6・3・3制」が施行されました。また同年、全国の主要都市で週2回、学校給食が始まりました。当時の学校給食の様子を描いた問題です。左と右の絵を見くらべて、ちがっている部分をさがし、右の絵に丸をつけましょう。

昭和22年：給食メニュー
●ミルク（脱脂粉乳）　●トマトシチュー（スキムミルクと輸入トマトケチャップ）

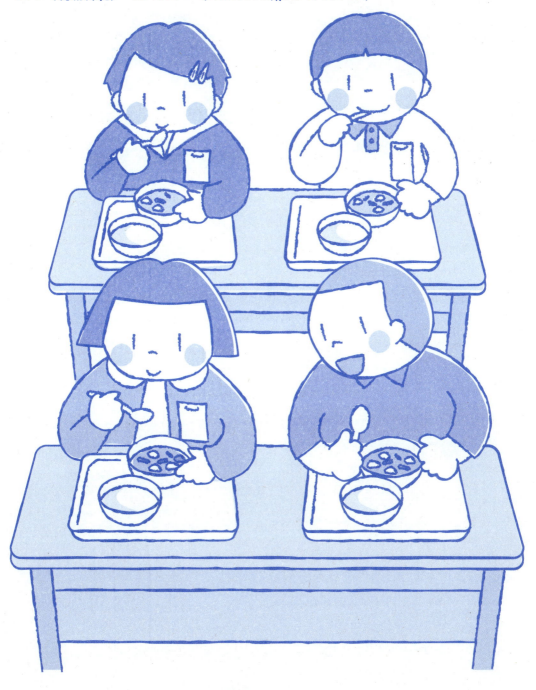

【解答は152ページ】

37 ブーム

昭和 **50** 年
（1975年）

　　　　歳

開始　　　月　　　日
　　　　時　　分　　秒
終了
　　　　時　　分　　秒
所要時間
　　　　　　分　　秒

難易度 ★★★
まちがい **7**コ

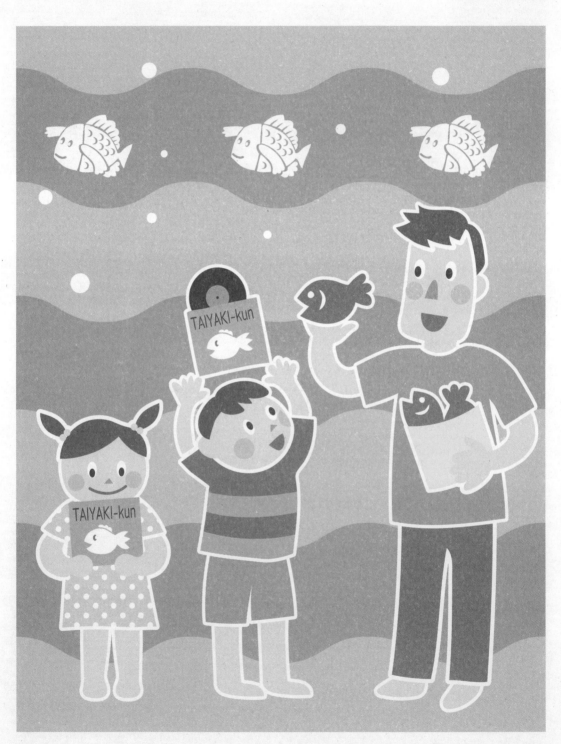

子ども向けテレビ番組『ひらけ！ポンキッキ』で放送された曲『およげ！たいやきくん』が大ヒット。子門真人が歌ったシングル盤は450万枚以上売れ、長い間、日本で売り上げ枚数1位を誇っていました。「たいやきくん」をモチーフにした問題です。左と右の絵を見くらべて、ちがっている部分をさがし、右の絵に丸をつけましょう。

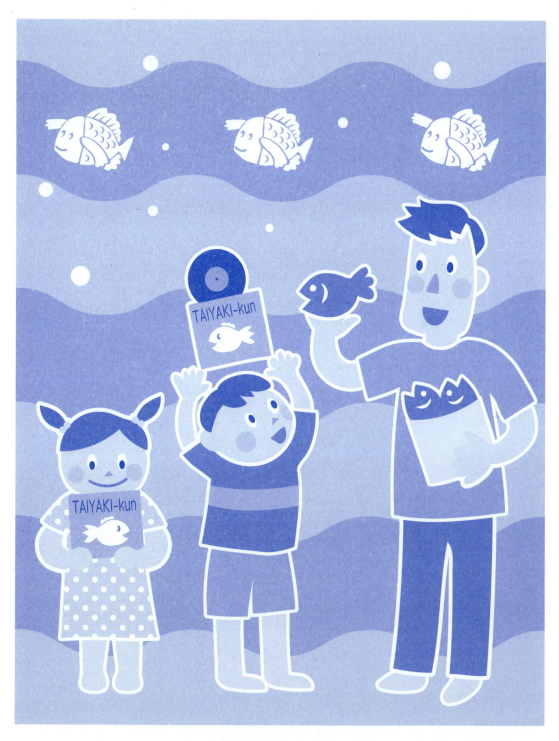

38 ブーム
昭和 **31** 年
（1956年）

開始　　　月　　　日　　時　　分　　秒
終了　　　　　　　時　　分　　秒
所要時間　　　　　　　分　　秒

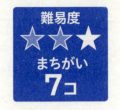

難易度 ★★★
まちがい **7**コ

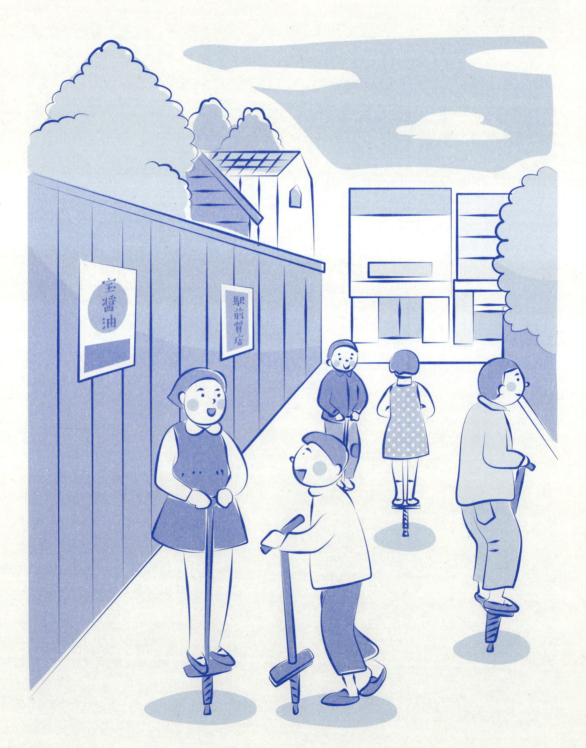

ぴょんぴょんとび跳ねるおもちゃ「ホッピング」が子どもたちのあいだで大流行。路地や空き地など、いたるところでとび跳ねる姿が見られました。ホッピングで遊ぶ子どもたちを描いた問題です。左と右の絵を見くらべて、ちがっている部分をさがし、右の絵に丸をつけましょう。

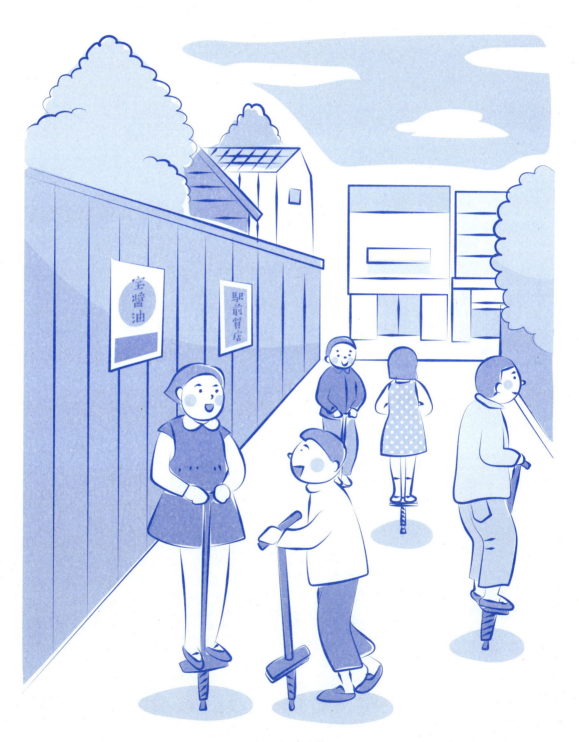

39 ニュース

昭和 **35** 年
（1960年）

歳

開始　　　月　　　日
　　　　時　　　分　　　秒
終了
　　　　時　　　分　　　秒
所要時間
　　　　　　　分　　　秒

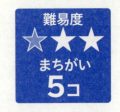

1月に調印された日米安全保障条約改定に反対し、連日デモ隊が国会議事堂を取り囲む「安保闘争」が繰り広げられました。安保闘争をモチーフにした問題です。左と右の絵を見くらべて、ちがっている部分をさがし、右の絵に丸をつけましょう。

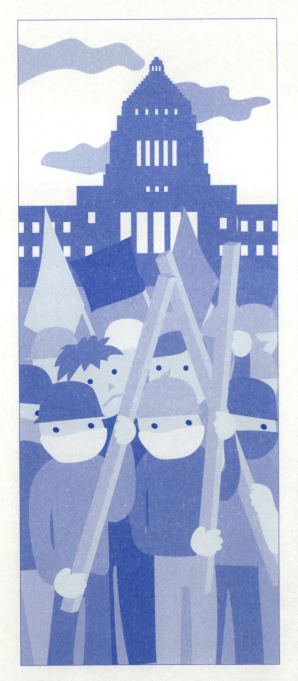
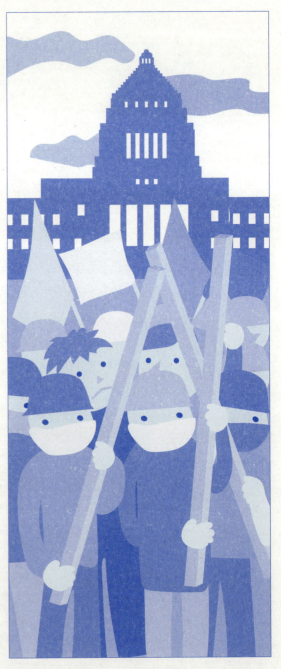

40 ニュース

昭和 **34** 年
（1959年）

　　　　歳

	月	日
開始	時 分	秒
終了	時 分	秒
所要時間	分	秒

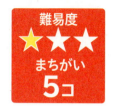

難易度 ★★★
まちがい **5**コ

7月、アメリカで開催された第8回ミス・ユニバース世界大会で、児島明子が日本人として、またアジア人として初の優勝に輝きました。児島明子を描いた問題です。左と右の絵を見くらべて、ちがっている部分をさがし、右の絵に丸をつけましょう。

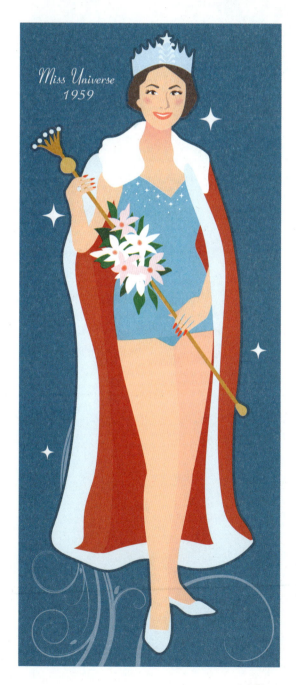
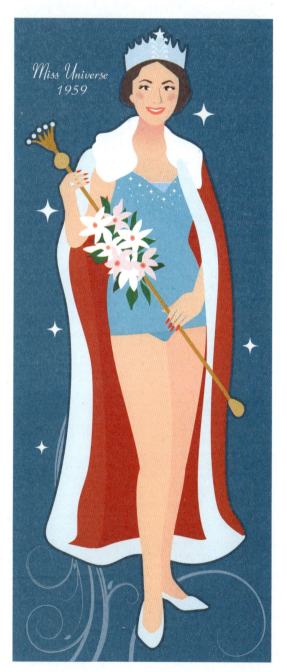

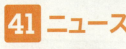 ニュース

昭和 **44** 年
（1969年）

歳

開始　　　月　　　日
　　　　時　　分　　秒
終了
　　　　時　　分　　秒
所要時間
　　　　　　分　　秒

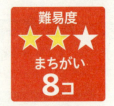

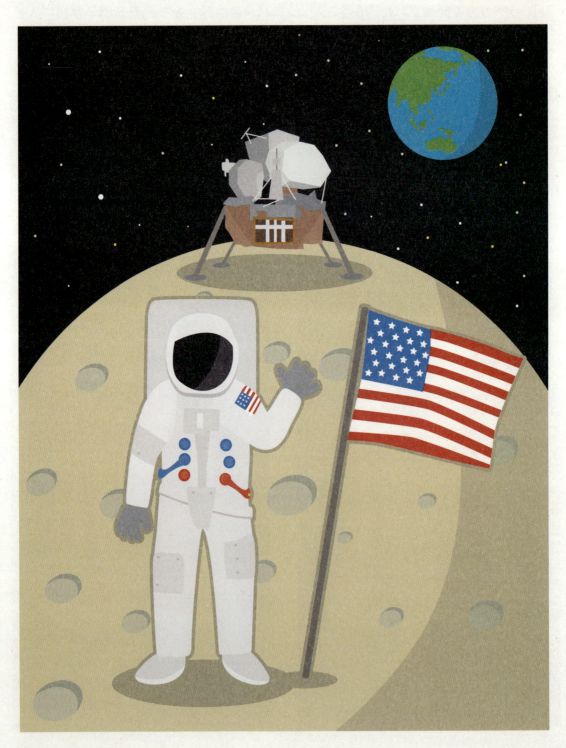

7月、アメリカのアポロ11号が人類初となる月面有人着陸に成功しました。ニール・アームストロング船長が月面に最初の一歩を踏み下ろす場面は、テレビ放送を通じて全世界に向け生中継されました。月面着陸をモチーフにした問題です。左と右の絵を見くらべて、ちがっている部分をさがし、右の絵に丸をつけましょう。

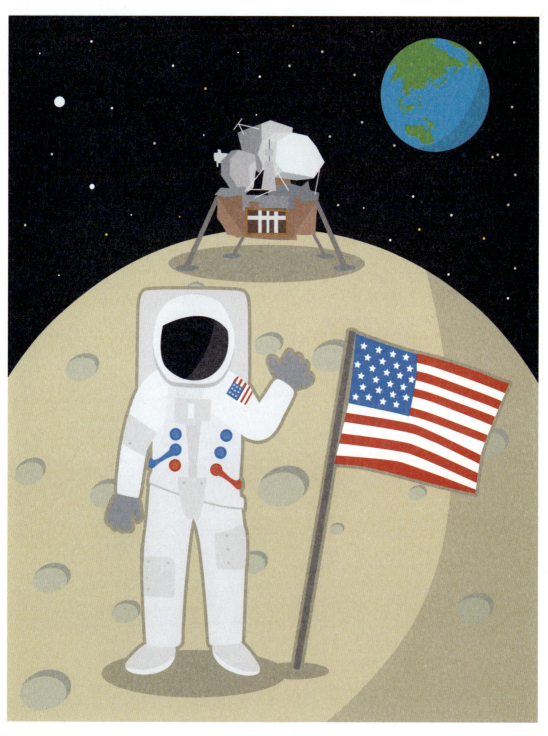

42 スポーツ

昭和 **39** 年
（1964年）

歳

開始 　月　　日　時　分　秒
終了 　　　時　分　秒
所要時間 　　分　秒

難易度 ★★★
まちがい **8**コ

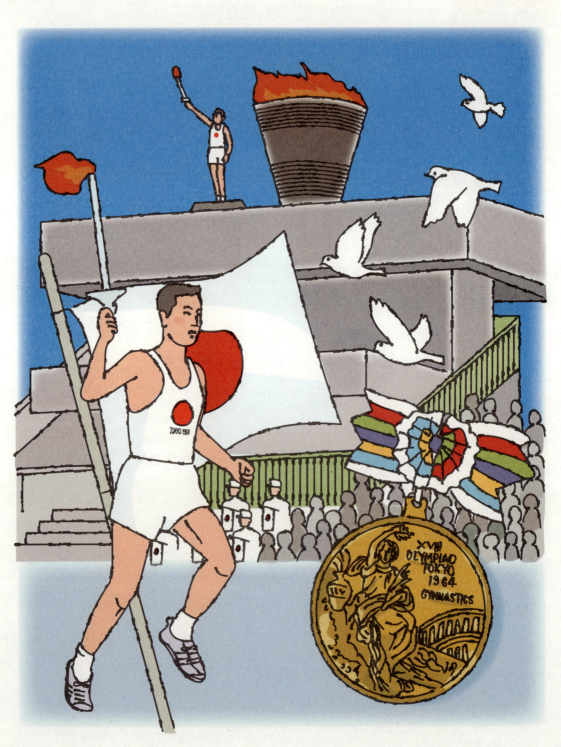

10月10日～24日、アジア初となる第18回オリンピック競技大会が東京で開催されました。日本勢はボクシングや柔道、体操男子、バレーボール女子などで金16個、銀5個、銅8個のメダルを獲得しました。聖火ランナーと聖火台をモチーフにした問題です。左と右の絵を見くらべて、ちがっている部分をさがし、右の絵に丸をつけましょう。

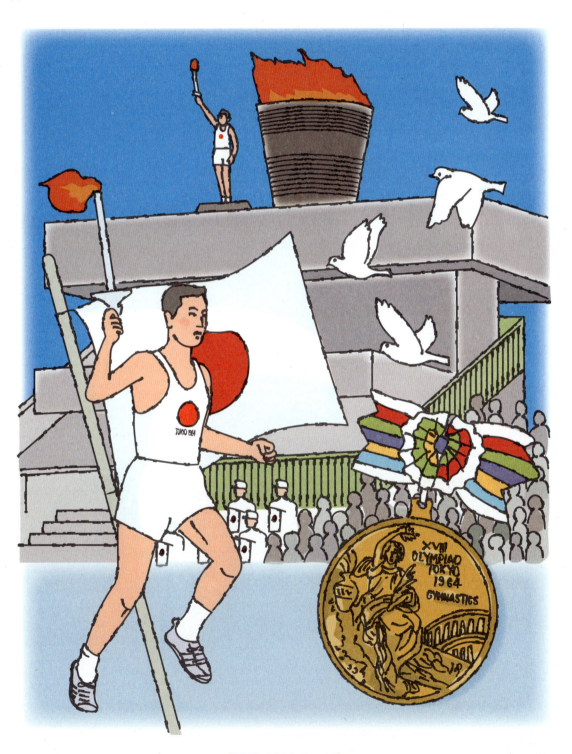

43 スポーツ

昭和 **52** 年
（1977年）

　　　　歳

開始　　　月　　　日
　　　　時　　分　　秒
終了
　　　　時　　分　　秒
所要時間
　　　　　　分　　秒

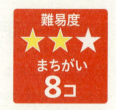

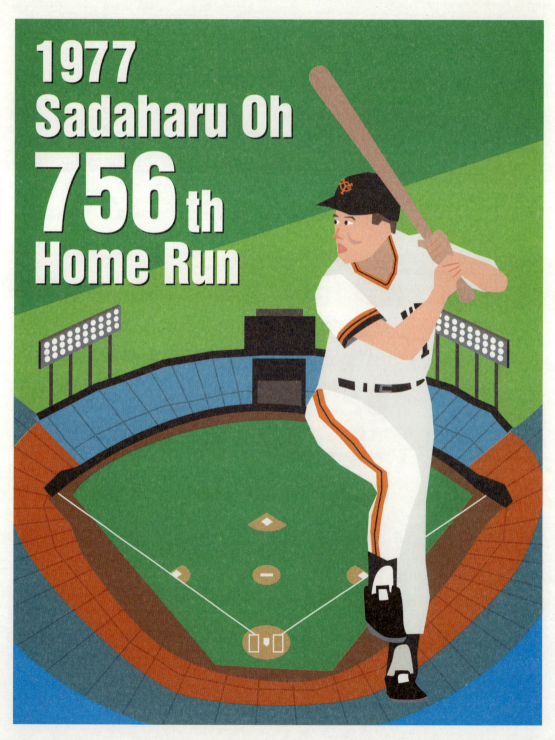

9月3日、読売ジャイアンツの王貞治が756号となるホームランを打ち、メジャーリーグのハンク・アーロンを抜いて世界最高記録を達成しました。記念すべき756号を打った後楽園球場と一本足打法の王貞治をモチーフにした問題です。左と右の絵を見くらべて、ちがっている部分をさがし、右の絵に丸をつけましょう。

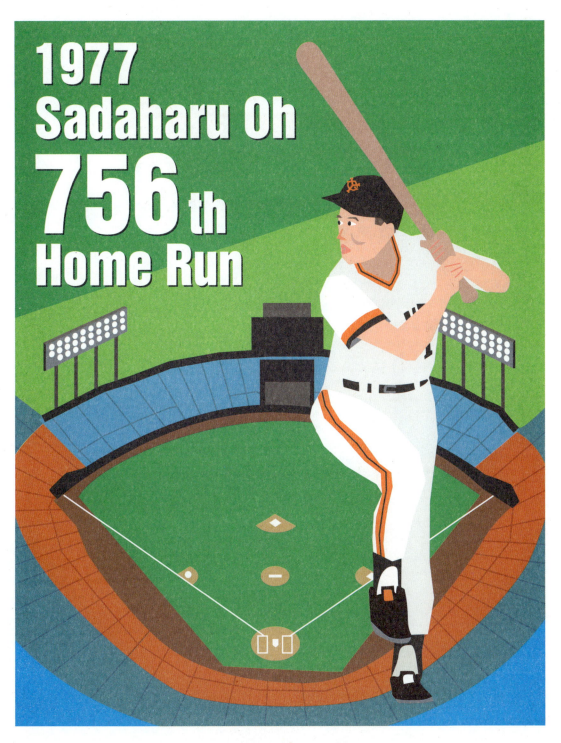

44 暮らし

昭和 **41** 年
（1966年）

開始　月　日　時　分　秒
終了　　　時　分　秒
所要時間　　　分　秒

難易度 ★★★
まちがい **8**コ

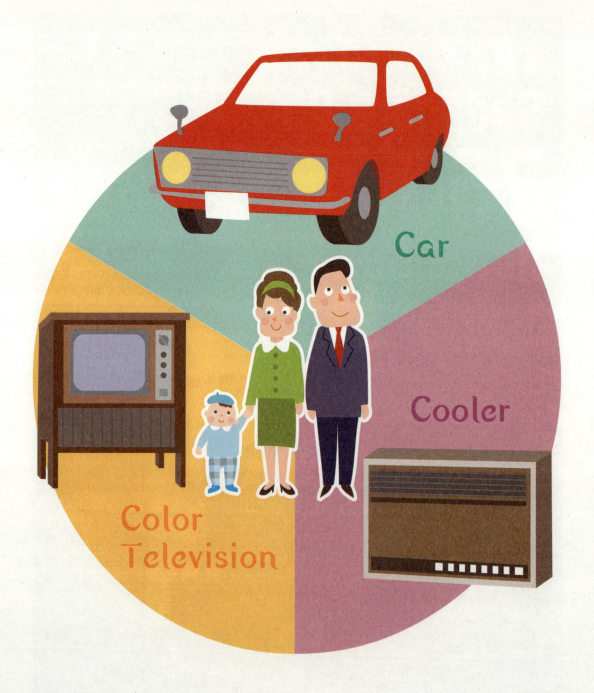

昭和30年代は、白黒テレビ・洗濯機・冷蔵庫が「三種の神器」といわれていましたが、この年、カラーテレビ・クーラー・カー（自家用車）の「3C」がこれらに代わり、「新・三種の神器」と呼ばれるようになりました。「3C」をモチーフにした問題です。左と右の絵を見くらべて、ちがっている部分をさがし、右の絵に丸をつけましょう。

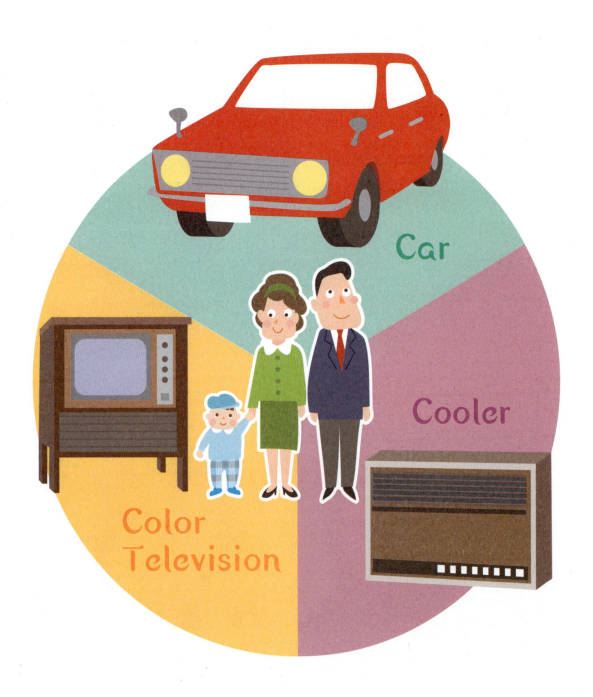

45 ニュース

昭和 33 年
（1958年）

____ 歳

開始 ___ 月 ___ 日 ___ 時 ___ 分 ___ 秒
終了 ___ 時 ___ 分 ___ 秒
所要時間 ___ 分 ___ 秒

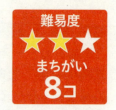

難易度 ★★★
まちがい 8コ

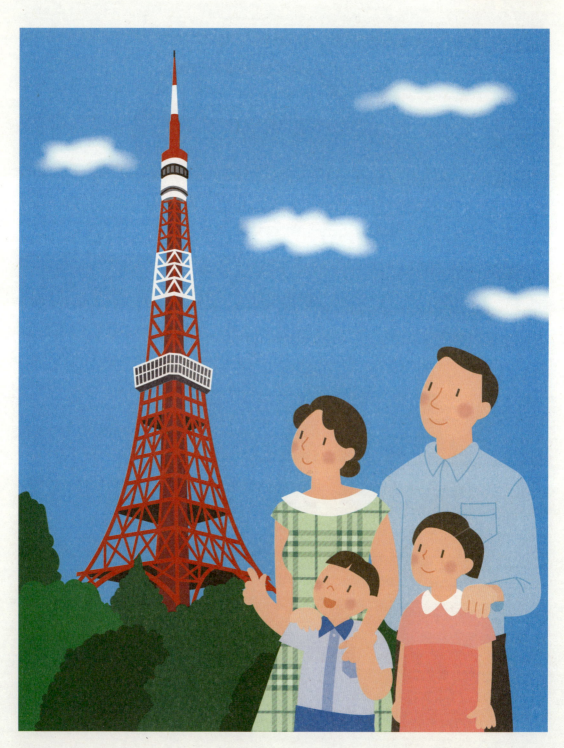

12月に「東京タワー」が完成しました。高さは333メートル、正式名称は日本電波塔といいます。東京のシンボルとして愛され、イベントなどに合わせてライトアップされる様子も見どころのひとつです。東京タワーをモチーフにした問題です。左と右の絵を見くらべて、ちがっている部分をさがし、右の絵に丸をつけましょう。

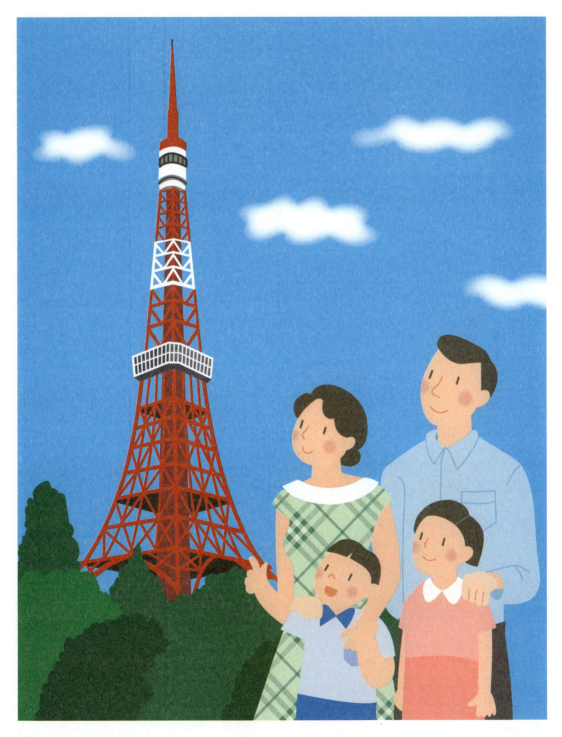

【解答は154ページ】

46 ニュース

昭和 49 年
（1974年）

_____ 歳

開始 　　月　　日　　時　　分　　秒
終了 　　　　　　　　時　　分　　秒
所要時間 　　　　　　　　分　　秒

難易度 ★★★
まちがい **8**コ

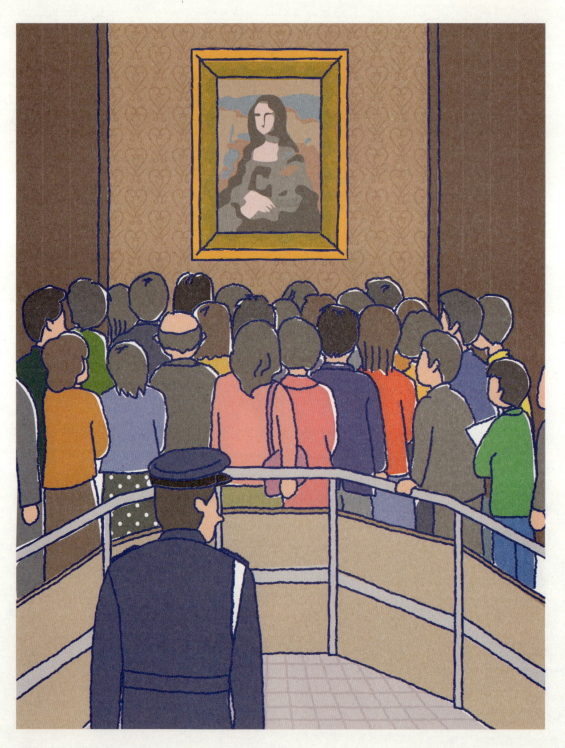

4月～6月、『モナ・リザ』展が東京国立博物館で開催されました。レオナルド・ダ・ヴィンチが描いた世界でもっとも有名な絵画をひと目見ようと、期間中150万人以上もの人々が足を運びました。『モナ・リザ』展をモチーフにした問題です。左と右の絵を見くらべて、ちがっている部分をさがし、右の絵に丸をつけましょう。

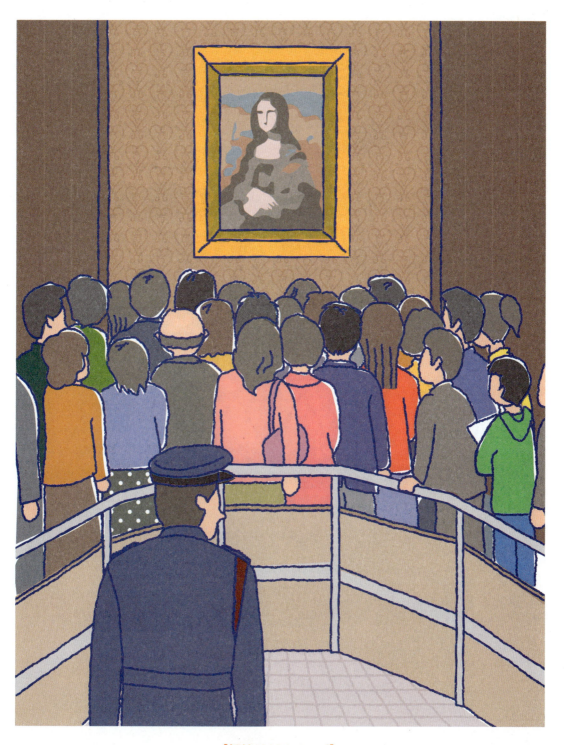

【解答は154ページ】

47 ブーム

昭和 **56** 年
（1981年）

　　　　　歳

開始　　月　　日
　　　時　　分　　秒
終了
　　　時　　分　　秒
所要時間
　　　　　分　　秒

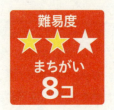

難易度
★★★
まちがい
8コ

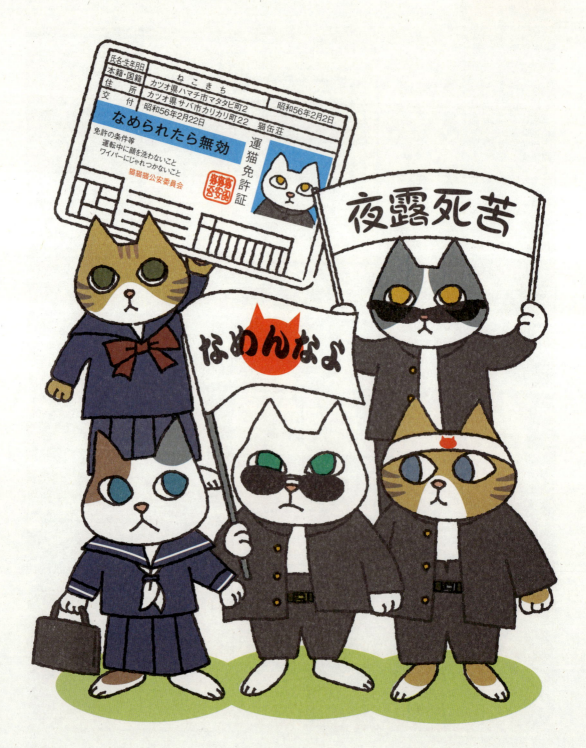

暴走族風の身なりをした猫のキャラクター「なめ猫」がブームに。正式名称は「全日本暴猫連合 なめんなよ」で、略して「なめ猫」と親しまれ、最盛期には500種以上ものキャラクターグッズが登場しました。「なめ猫」をモチーフにした問題です。左と右の絵を見くらべて、ちがっている部分をさがし、右の絵に丸をつけましょう。

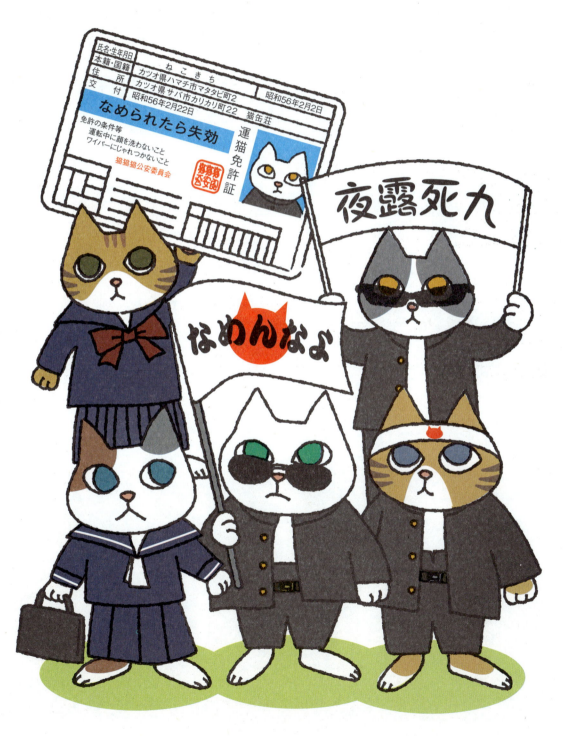

48 暮らし

昭和 **63** 年
（1988年）

歳

	月	日
開始	時 分	秒
終了	時 分	秒
所要時間	分	秒

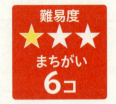

難易度 ★☆☆
まちがい **6**コ

4月、岡山県倉敷市と香川県坂出市を結ぶ「瀬戸大橋」が全線開通。これによって本州と四国が初めて陸路で結ばれました。瀬戸大橋をモチーフにした問題です。上と下の絵を見くらべて、ちがっている部分をさがし、下の絵に丸をつけましょう。

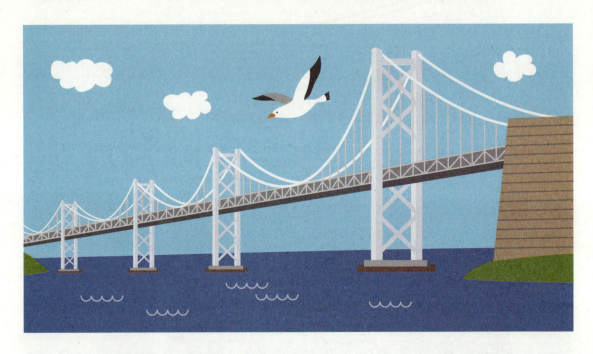

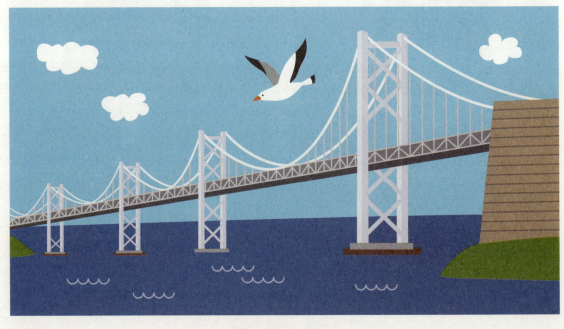

【解答は154ページ】

49 ブーム

昭和 **54** 年
（1979年）

	月	日
開始	時 分	秒
終了	時 分	秒
所要時間	分	秒

歳

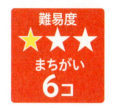

難易度 ★★★
まちがい **6**コ

侵略してくるインベーダーを迎撃するシューティングゲーム「インベーダーゲーム」が一大ブームになりました。インベーダーゲームをモチーフにした問題です。左と右の絵を見くらべて、ちがっている部分をさがし、右の絵に丸をつけましょう。

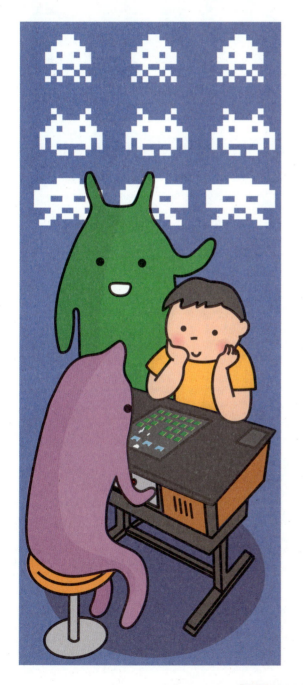
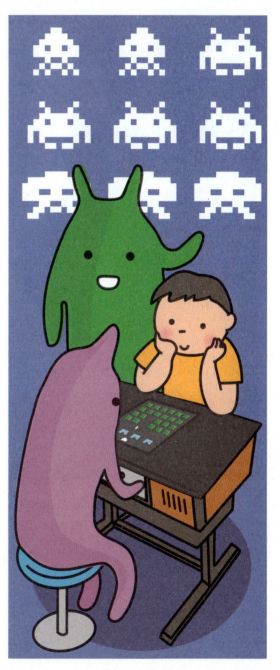

【解答は155ページ】

50 スポーツ

昭和 **60** 年
(1985年)

開始　　月　　日
　　　時　分　秒
終了
　　　時　分　秒
所要時間
　　　　　分　秒

難易度 ★★★
まちがい **9**コ

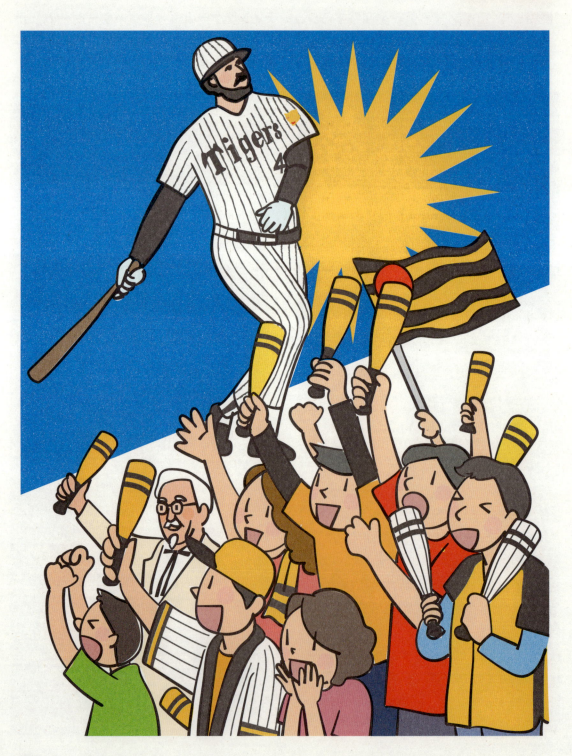

阪神タイガースが日本シリーズで西武ライオンズを下し、球団創設以来、初となる日本一を達成。日本シリーズのMVPは、"最強助っ人"といわれたランディ・バースでした。阪神タイガースをモチーフにした問題です。左と右の絵を見くらべて、ちがっている部分をさがし、右の絵に丸をつけましょう。

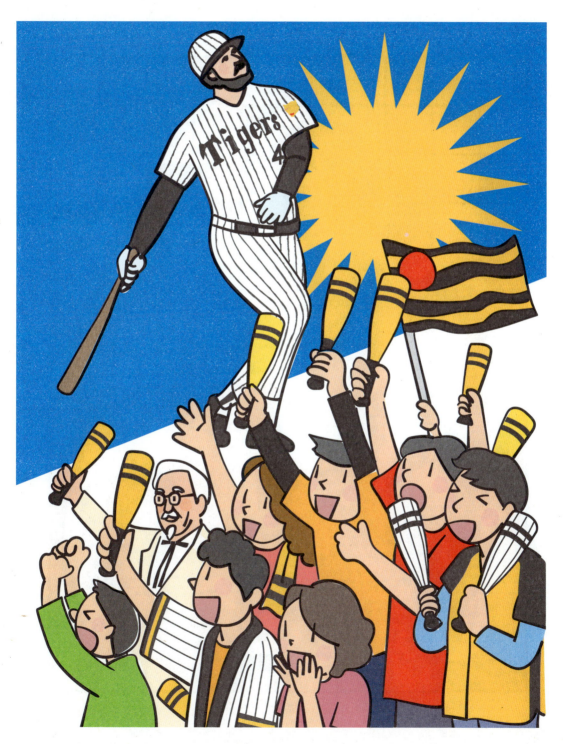

【解答は155ページ】

51 ブーム

昭和 **55** 年
（1980年）

　　　　　歳

開始　　　月　　　日
　　　時　　分　　秒
終了
　　　時　　分　　秒
所要時間
　　　　　分　　秒

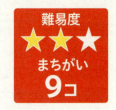
難易度 ★★★
まちがい **9**コ

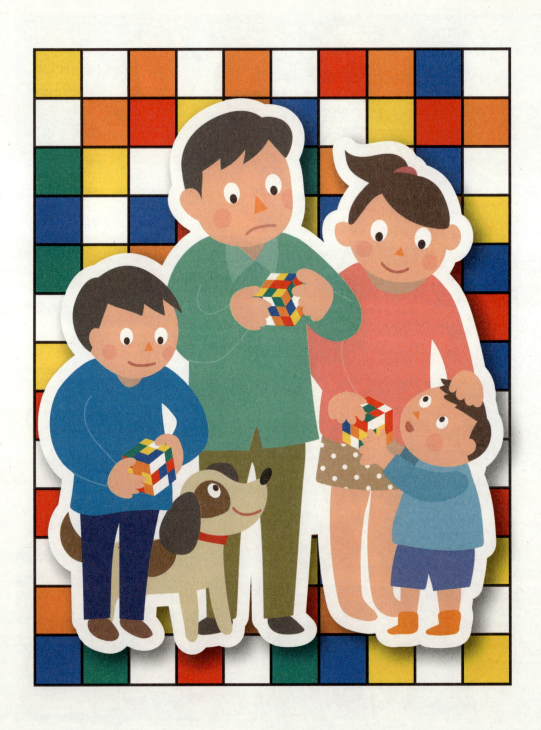

ハンガリーの建築学者、ルビク・エルネーが考案した立体パズル「ルービックキューブ」が7月、日本で発売され大人気に。海賊版も出回りましたが、正規品だけでも発売から8ヵ月で400万個以上売れました。ルービックキューブをモチーフにした問題です。左と右の絵を見くらべて、ちがっている部分をさがし、右の絵に丸をつけましょう。

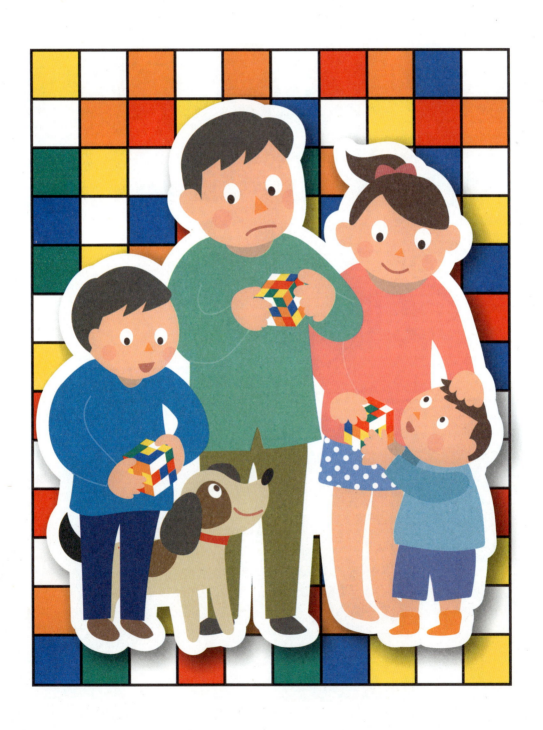

| 52 | スポーツ |

昭和 **45** 年
（1970年）

開始　　月　　日　　時　　分　　秒
終了　　　　　　　時　　分　　秒
所要時間　　　　　　分　　秒

歳

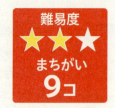

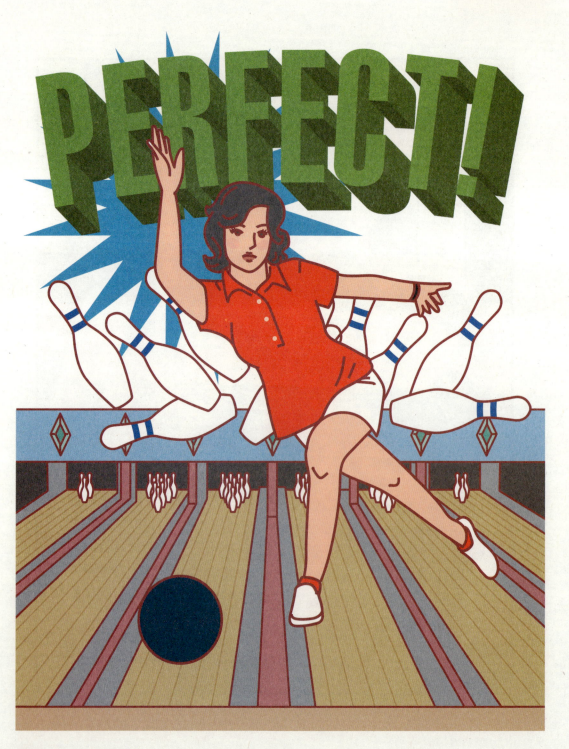

3月、中山律子が「第1回全日本女子プロボウリング選手権大会」で優勝。また、8月にはテレビ番組収録中に女子プロ初の公認パーフェクトゲームを達成。「さわやか律子さん」と呼ばれ、一大旋風を巻き起こしました。中山律子をモチーフにした問題です。左と右の絵を見くらべて、ちがっている部分をさがし、右の絵に丸をつけましょう。

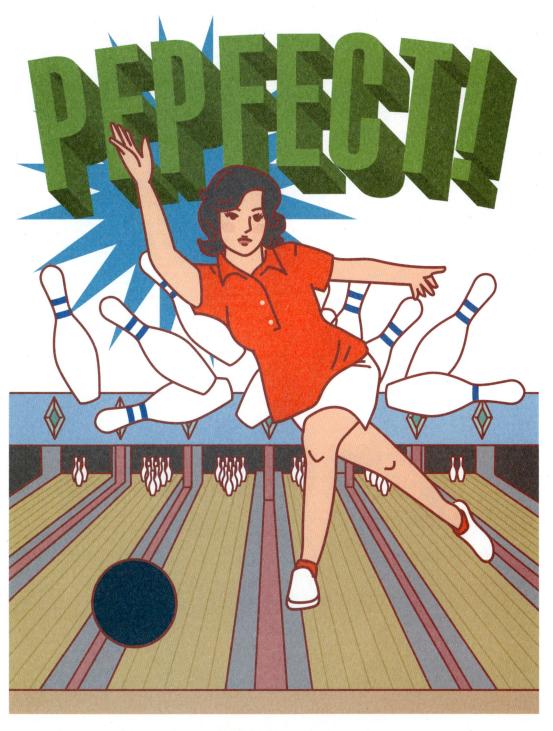

【解答は155ページ】

53 ニュース

昭和 **62** 年
（1987年）

　　　　歳

開始　　　月　　日
　　　　時　　分　　秒
終了
　　　　時　　分　　秒
所要時間
　　　　　　分　　秒

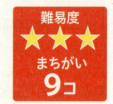

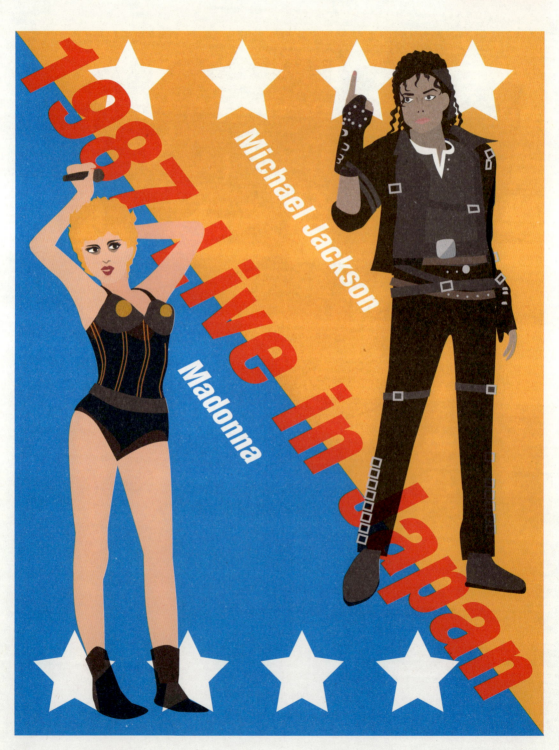

この年、アメリカのポップスター、マドンナとマイケル・ジャクソンが来日、「M・M旋風」と呼ばれました。初来日のマドンナは6月に4公演、ソロとしては初来日となるマイケル・ジャクソンは9月に14公演を行いました。2人をモチーフにした問題です。左と右の絵を見くらべて、ちがっている部分をさがし、右の絵に丸をつけましょう。

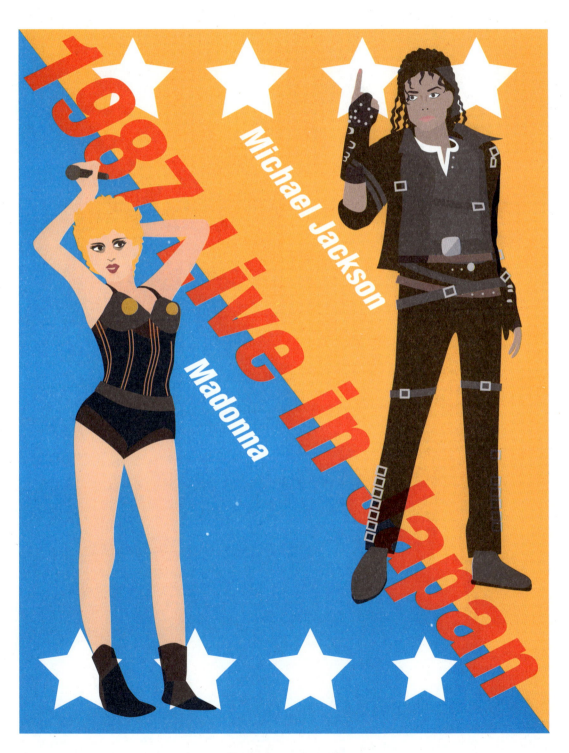

54 ブーム

昭和 **40** 年
（1965年）

　　　　歳

開始　　　月　　　日
　　　時　　分　　秒
終了
　　　時　　分　　秒
所要時間
　　　　　分　　秒

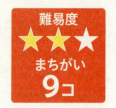

難易度 ★★★★
まちがい **9**コ

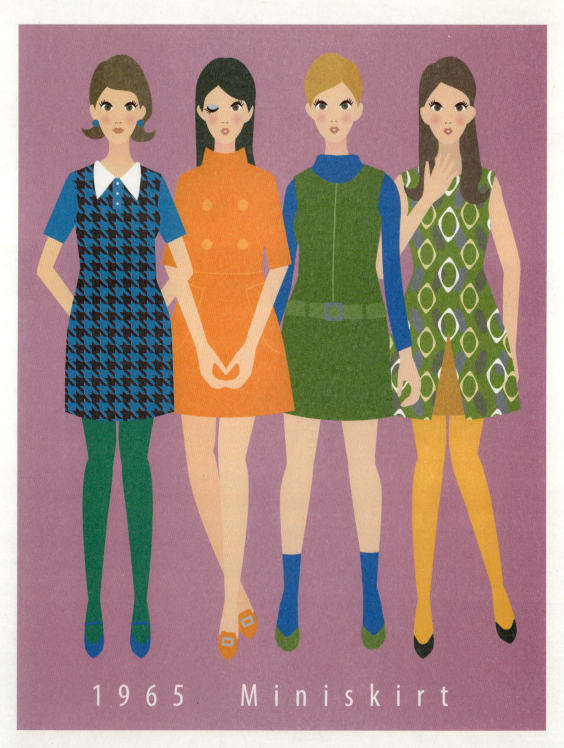

1965　Miniskirt

1月にフランスでクレージュがミニスカートを発表した後、世界的なブームとなり日本にも波及。8月に帝人が発売した、ひざ上10cmの「テイジンエル」が国内初のミニスカートといわれています。当時流行のミニスカートを身に着けた女性を描いた問題です。左と右の絵を見くらべて、ちがっている部分をさがし、右の絵に丸をつけましょう。

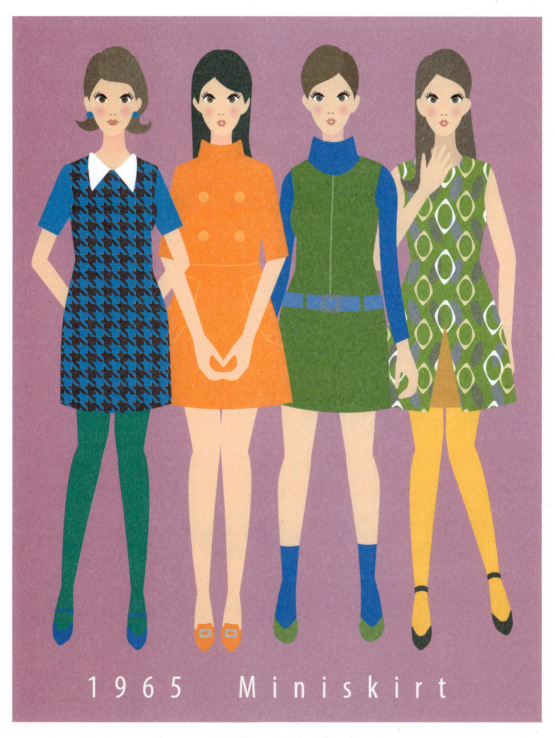

55 ニュース

昭和 51 年
（1976年）

＿＿＿＿＿歳

開始　　月　　日　　時　　分　　秒
終了　　　　　　　時　　分　　秒
所要時間　　　　　　分　　秒

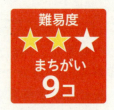

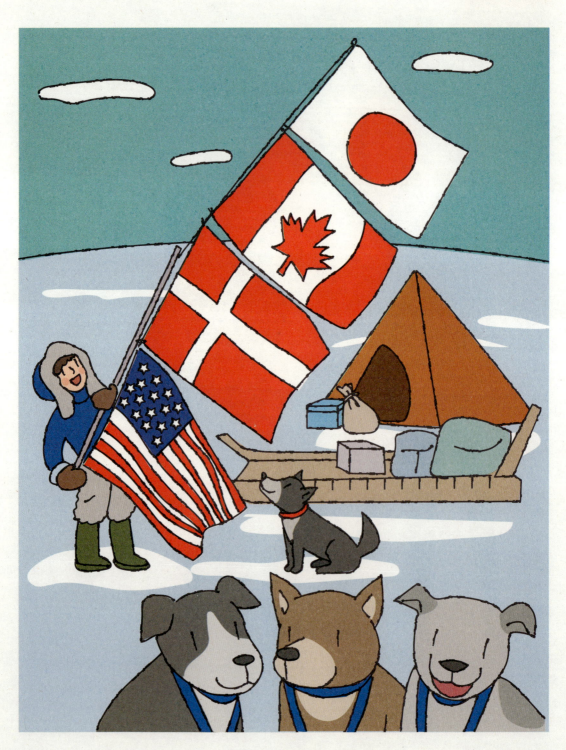

5月8日、冒険家の植村直己が北極圏1万2000kmの単独犬ぞり走破に成功。グリーンランド北部でエスキモーとの共同生活を経たのち、昭和49年12月29日にグリーンランドを出発、約1年4ヵ月をかけての達成でした。植村直己をモチーフにした問題です。左と右の絵を見くらべて、ちがっている部分をさがし、右の絵に丸をつけましょう。

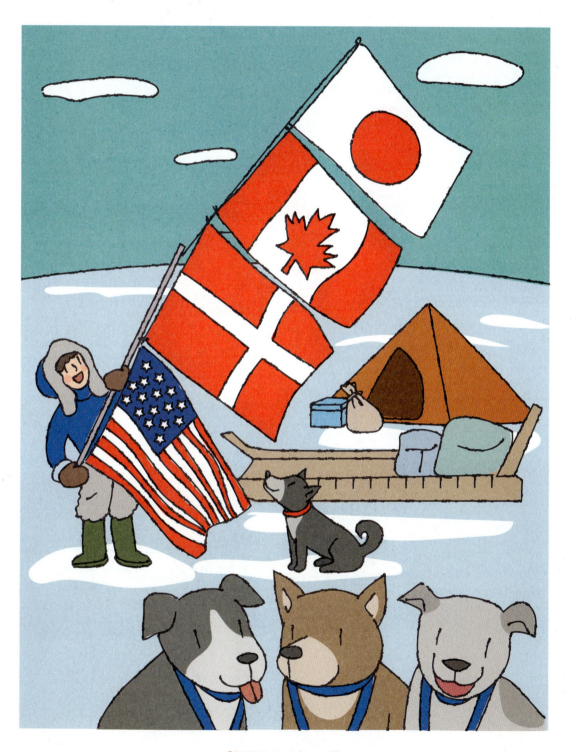

【解答は156ページ】

56 スポーツ

昭和 **59** 年
（1984年）

開始　　月　　日　　時　　分　　秒
終了　　　　　　　時　　分　　秒
所要時間　　　　　　分　　秒

歳

難易度 ★★★
まちがい **8**コ

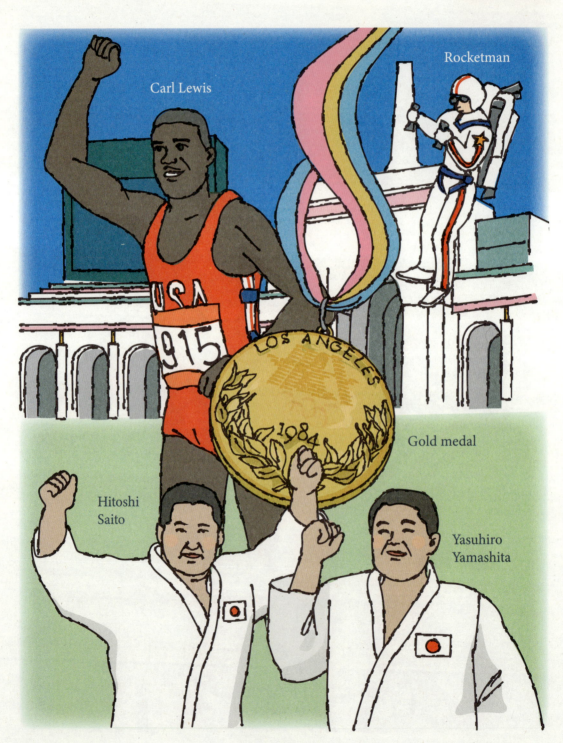

7月28日〜8月12日、アメリカのロサンゼルスで第23回オリンピック競技大会を開催。カール・ルイスらの活躍によりアメリカ勢が金メダル83個で圧勝。日本は柔道などで計10個の金メダルを獲得。「ロサンゼルスオリンピック」をモチーフにした問題です。左と右の絵を見くらべて、ちがっている部分をさがし、右の絵に丸をつけましょう。

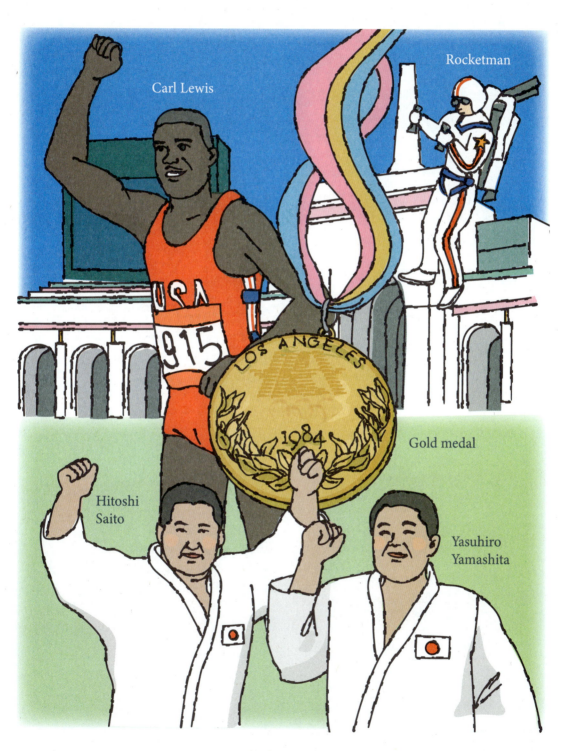

【解答は156ページ】

57 暮らし

昭和 **57** 年
（1982年）

開始　　　月　　　日
　　　　時　　分　　秒
終了
　　　　時　　分　　秒
所要時間
　　　　　　分　　秒

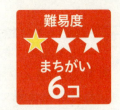

12月、日本電信電話公社が公衆電話用プリペイドカード「テレホンカード」の発売を開始。テレホンカード対応の公衆電話と旧式の公衆電話をモチーフにした問題です。上と下の絵を見くらべて、ちがっている部分をさがし、下の絵に丸をつけましょう。

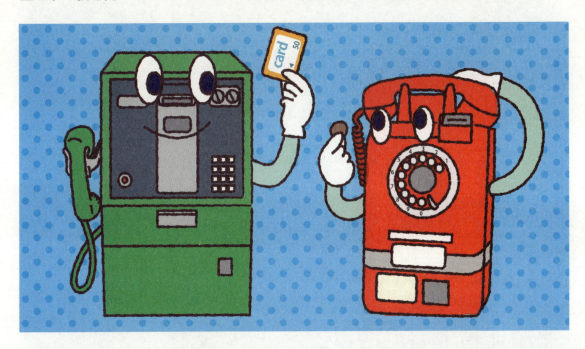

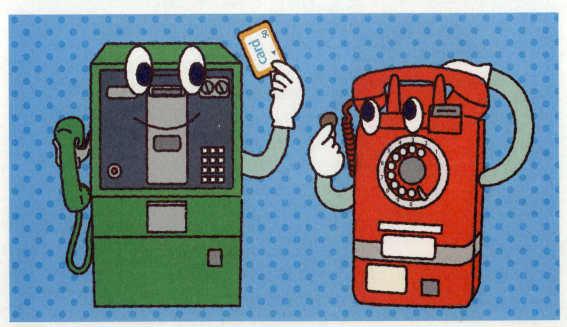

58 ニュース

昭和 24 年
（1949年）

開始　月　日　時　分　秒
終了　時　分　秒
所要時間　分　秒

歳

難易度 ★★★
まちがい 6コ

11月、湯川秀樹博士が「中間子論」で日本人初となるノーベル物理学賞を受賞しました。湯川博士と当時の新聞記事をモチーフにした問題です。上と下の絵を見くらべて、ちがっている部分をさがし、下の絵に丸をつけましょう。

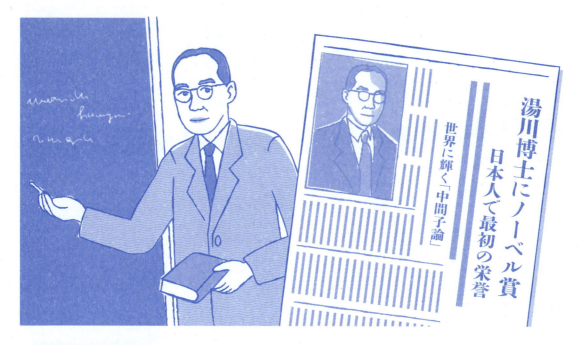

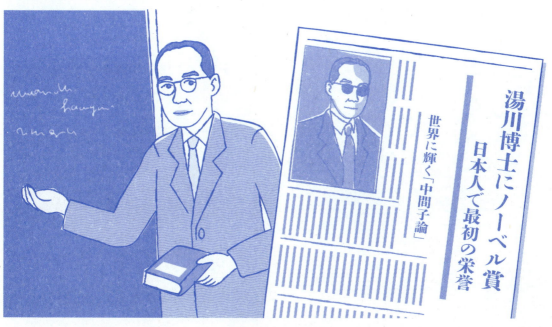

【解答は156ページ】

59 テレビ番組
昭和 58 年
（1983年）

歳

開始　　月　　日　　時　　分　　秒
終了　　　　　　　　時　　分　　秒
所要時間　　　　　　　　分　　秒

NHK連続テレビ小説『おしん』が大ヒット。最高視聴率62.9％は、ビデオリサーチの統計史上、テレビドラマの最高視聴率記録に。『おしん』をモチーフにした問題です。左と右の絵を見くらべて、ちがっている部分をさがし、右の絵に丸をつけましょう。

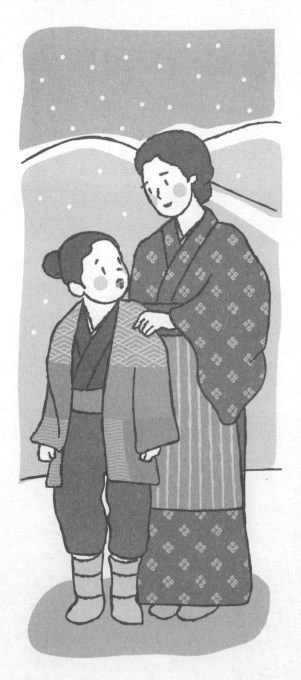
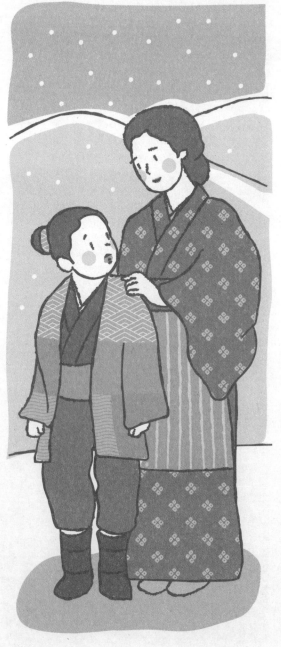

60	ニュース		月	日
	昭和 43 年 (1968年)	開始	時 分 秒	
		終了	時 分 秒	
	歳	所要時間	分 秒	

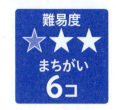

10月、「新宿騒乱」が発生。ベトナム戦争などに抗議する数千人のデモ隊が国鉄新宿駅を占拠し警官隊と乱闘を繰り広げました。この騒乱をモチーフにした問題です。上と下の絵を見くらべて、ちがっている部分をさがし、下の絵に丸をつけましょう。

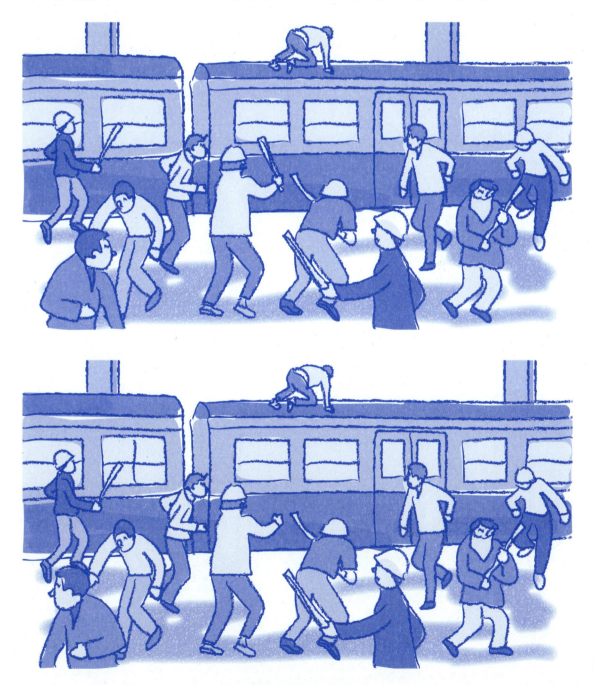

【解答は156ページ】

61 新商品

昭和 **54** 年
（1979年）

開始　　　月　　　日
　　　　時　　分　　秒
終了
　　　　時　　分　　秒
所要時間
　　　　　　分　　秒

歳

難易度
★☆☆
まちがい
6コ

ソニーがポータブルオーディオプレイヤー「ウォークマン」を発売。音楽を"持ち歩く"という新たなスタイルが誕生しました。ウォークマンで音楽を聴く女性を描いた問題です。左と右の絵を見くらべて、ちがっている部分をさがし、右の絵に丸をつけましょう。

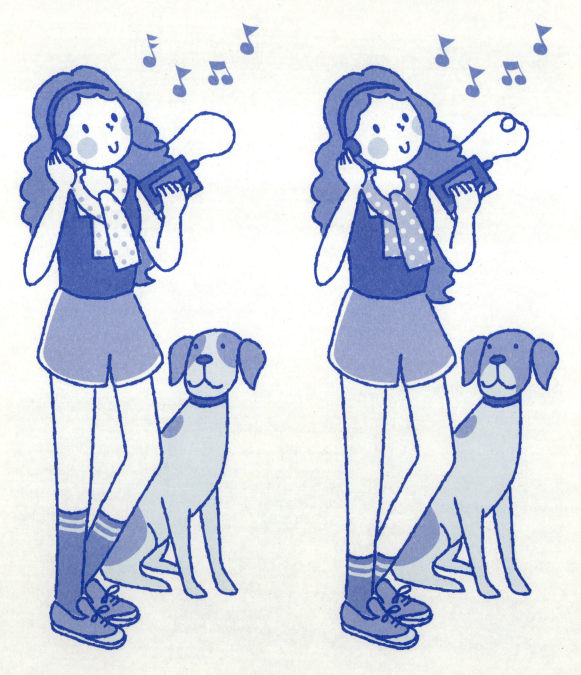

【解答は157ページ】

62 ブーム
昭和 **59** 年
（1984年）

開始　　月　　日　　時　　分　　秒
終了　　　　　　　　時　　分　　秒
所要時間　　　　　　　　分　　秒

歳

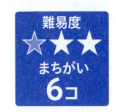

難易度 ★★★
まちがい **6**コ

テレビコマーシャルに登場し、一躍人気者になった「エリマキトカゲ」。6月には初来日を果たしました。エリマキトカゲをモチーフにした問題です。上と下の絵を見くらべて、ちがっている部分をさがし、下の絵に丸をつけましょう。

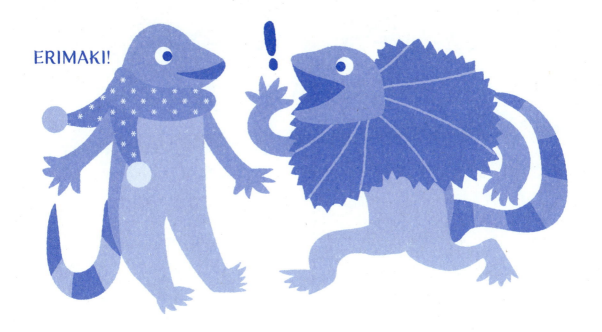

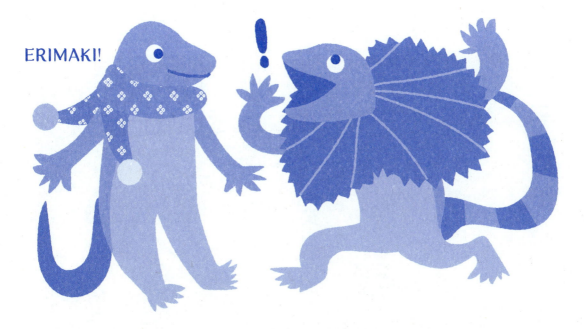

【解答は157ページ】

63 ニュース
昭和 **61** 年
（1986年）

　　　　歳

開始　　　月　　　日
　　　　時　　分　　秒
終了
　　　　時　　分　　秒
所要時間
　　　　　　分　　秒

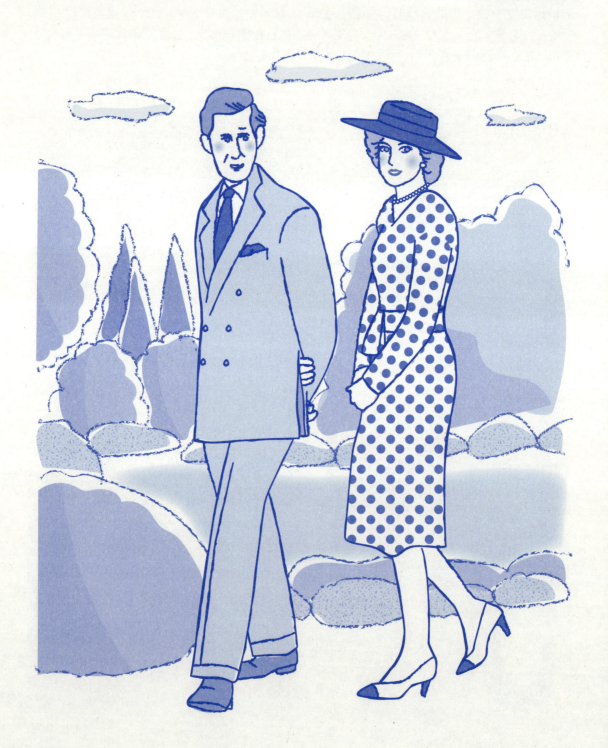

5月8日、イギリスのチャールズ皇太子とダイアナ妃が大阪国際空港に降り立ちました。ダイアナ妃の来日は「ダイアナ・フィーバー」と呼ばれ、当時の日本に社会現象を巻き起こしました。チャールズ皇太子とダイアナ妃をモチーフにした問題です。左と右の絵を見くらべて、ちがっている部分をさがし、右の絵に丸をつけましょう。

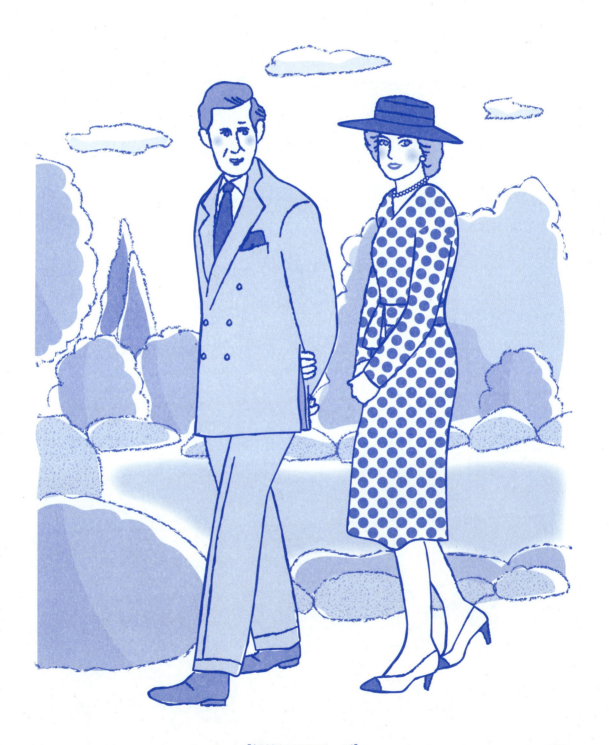

64 ニュース

昭和 **48** 年
（1973年）

開始　　月　　日　　時　　分　　秒
終了　　　　　　　時　　分　　秒
所要時間　　　　　　　分　　秒

難易度 ★★★
まちがい **9**コ

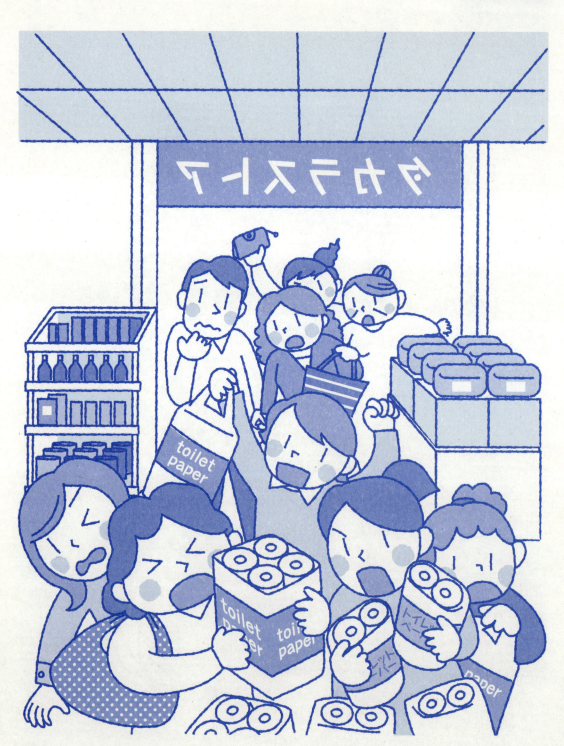

戦後に高度経済成長を遂げた日本ですが、10月に勃発した第4次中東戦争によるオイルショックで好景気が一変。「原油供給が途絶えて物不足になるのでは」という不安感から人々は買いだめに走り、全国のスーパーなどでトイレットペーパーが品切れになる事態が起こりました。ちがっている部分をさがし、右の絵に丸をつけましょう。

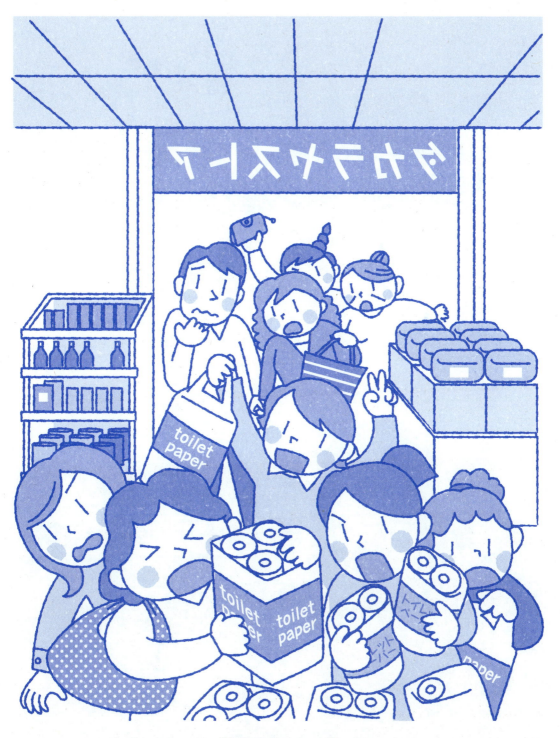

【解答は157ページ】

65 テレビ番組

昭和 62 年
（1987年）

　　　歳

開始 　月　　日　　時　分　秒
終了 　　　　　時　分　秒
所要時間 　　　　分　秒

難易度 ★★★
まちがい 9コ

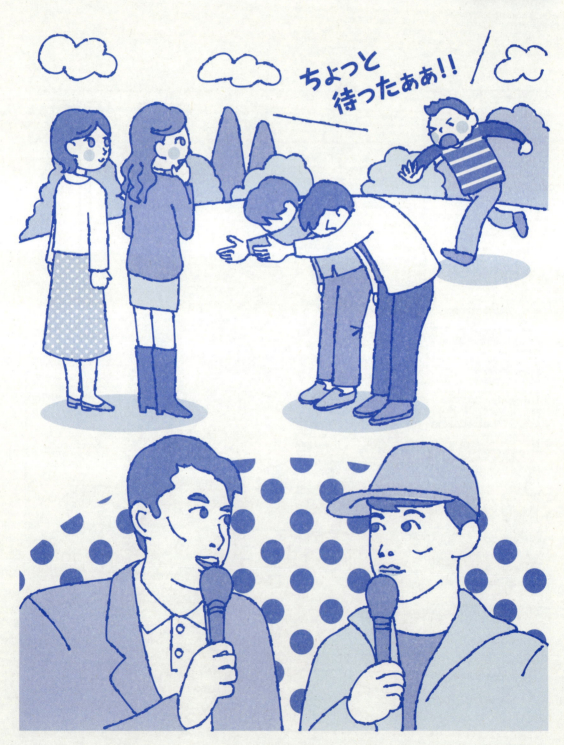

10月、フジテレビ系列でバラエティ番組『ねるとん紅鯨団』の放送開始。お笑いコンビ「とんねるず」が司会をする集団お見合い番組で、ここから「彼女（彼氏）いない歴〇年」「ちょっと待った！」などの言葉が派生したといわれています。この番組をモチーフにした問題です。ちがっている部分をさがし、右の絵に丸をつけましょう。

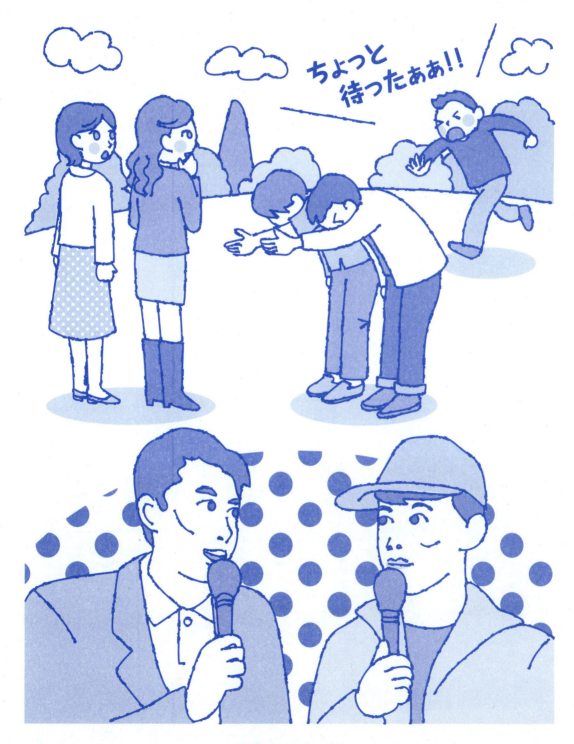

【解答は157ページ】

66 ニュース

昭和 21 年
（1946年）

開始　月　日　時　分　秒
終了　時　分　秒
所要時間　分　秒

＿＿＿＿歳

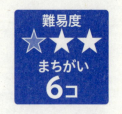

難易度 ★★★
まちがい 6コ

GHQ（連合国軍総司令部）の指示により、4月に警視庁で日本初の女性警察官62名が採用されました。当時は婦人警官と呼ばれていました。女性警察官を描いた問題です。左と右の絵を見くらべて、ちがっている部分をさがし、右の絵に丸をつけましょう。

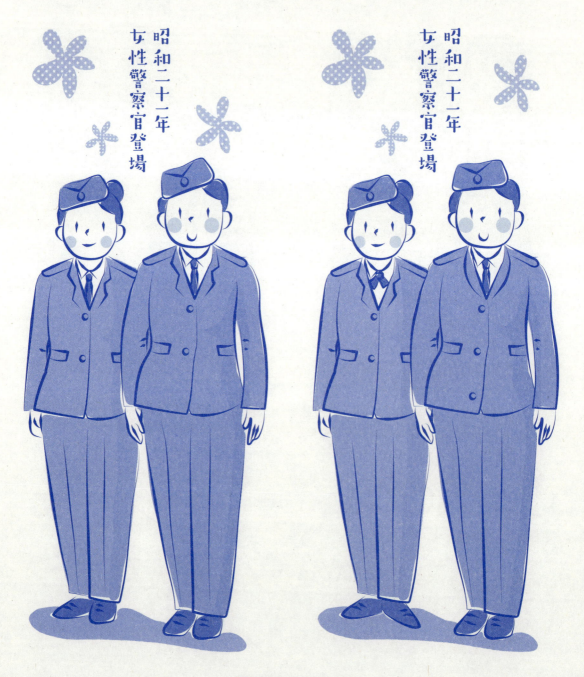

【解答は157ページ】

67 ニュース	開始 月 日 時 分 秒	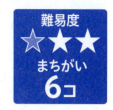
昭和 32 年（1957年）	終了 時 分 秒	
歳	所要時間 分 秒	

1月、南極圏内の東オングル島に日本の観測基地「昭和基地」が開設。物資の運搬などで活躍したのが樺太犬による犬ぞりでした。昭和基地をモチーフにした問題です。上と下の絵を見くらべて、ちがっている部分をさがし、下の絵に丸をつけましょう。

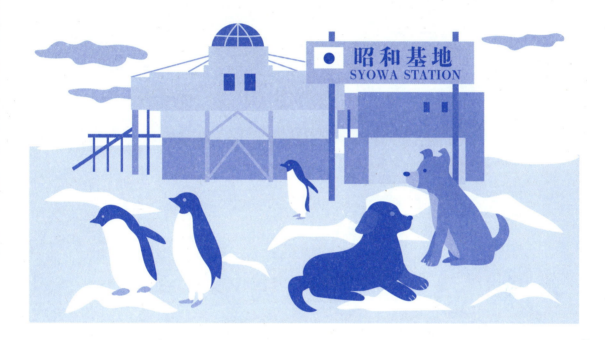

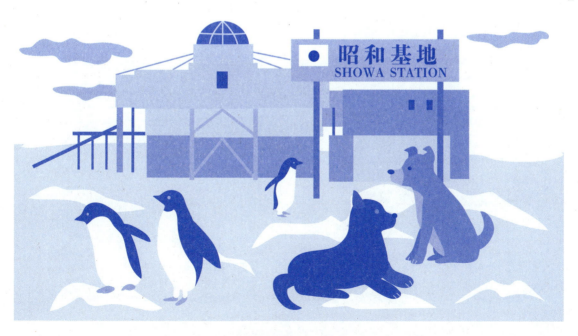

【解答は158ページ】

68 ブーム

昭和 44 年
（1969年）

開始　月　日　時　分　秒
終了　時　分　秒
所要時間　分　秒

歳

アメリカの影響で昭和40年代、日本にフォークブームが到来。昭和44年にはフォークソングで反戦を呼びかける集会などもありました。フォークソングを歌う男女を描いた左と右の絵を見くらべて、ちがっている部分をさがし、右の絵に丸をつけましょう。

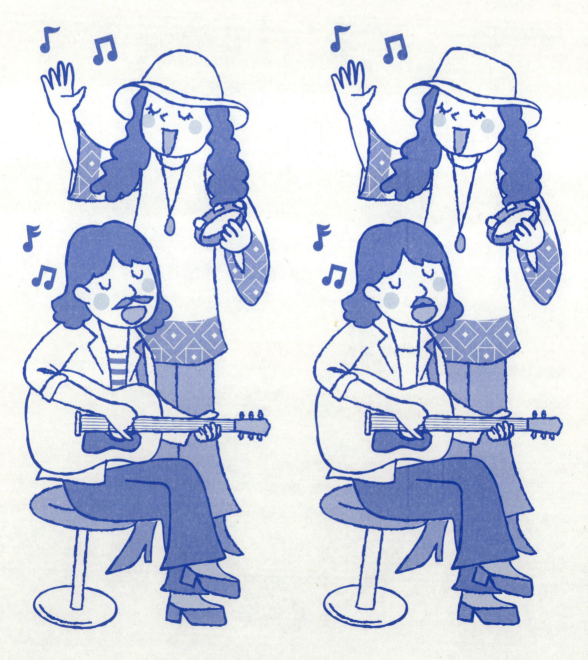

69 イベント

昭和 **25** 年
（1950年）

　　　　歳

開始　　月　　　日
　　　　時　　分　　秒
終了
　　　　時　　分　　秒
所要時間
　　　　　　分　　秒

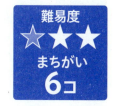

「第1回さっぽろ雪まつり」開催。いまや大規模な雪像が名物のビッグイベントですが、最初は中高生が作った6基の雪像のみでした。さっぽろ雪まつりをモチーフにした問題です。上と下の絵を見くらべて、ちがっている部分をさがし、下の絵に丸をつけましょう。

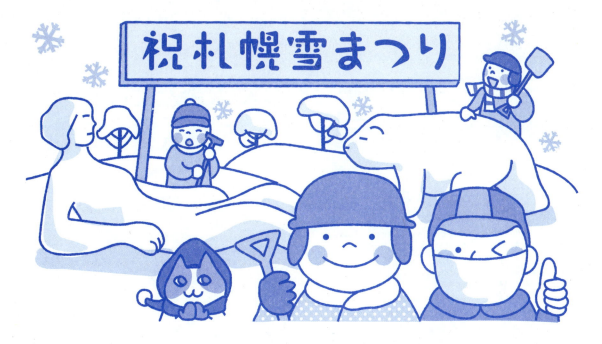

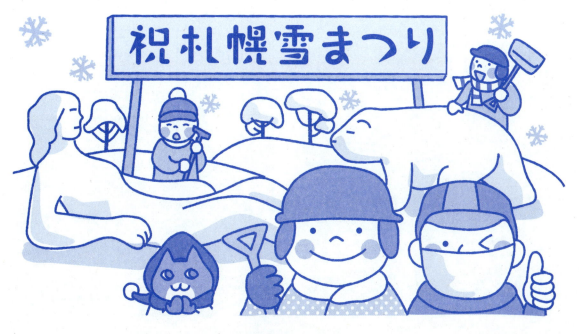

70	ニュース			月	日	
	昭和 **47** 年 （1972年）	開始		時	分	秒
		終了		時	分	秒
	歳	所要時間			分	秒

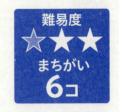

2月、長野県軽井沢で連合赤軍のメンバーが人質をとり立てこもった「あさま山荘事件」が発生。鉄球での山荘破壊など機動隊と犯人の攻防がテレビで生中継されました。左と右の絵を見くらべて、ちがっている部分をさがし、右の絵に丸をつけましょう。

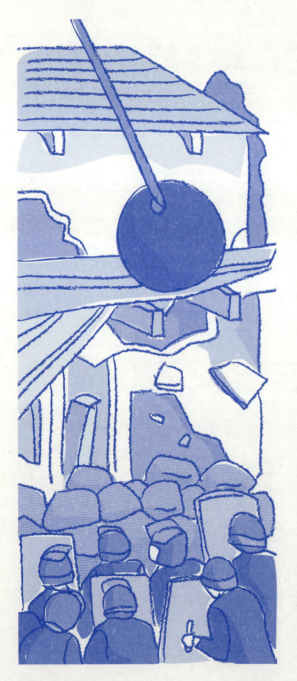
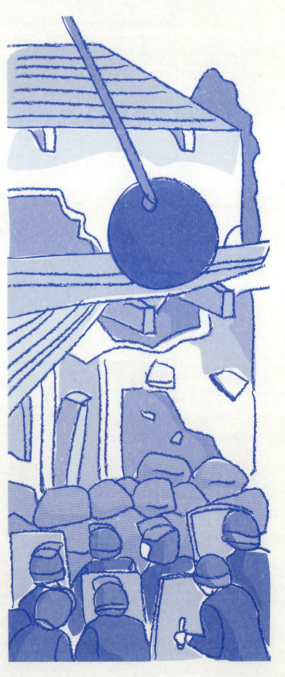

【解答は158ページ】

71 暮らし

昭和 **24** 年
（1949年）

歳

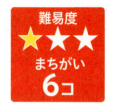

12月1日、郵政省が初のお年玉くじ付き年賀はがきを発売しました。募金付きのはがきは3円、募金なしは2円。特等賞品はミシン、最下等は記念切手でした。上と下の絵を見くらべて、ちがっている部分をさがし、下の絵に丸をつけましょう。

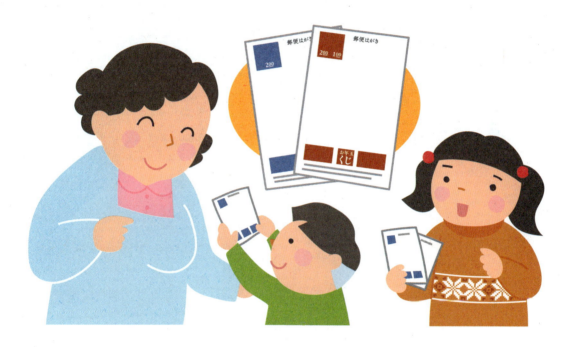

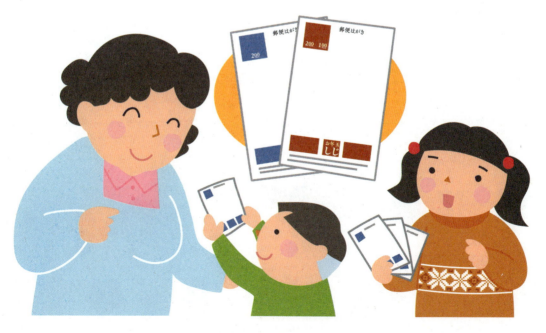

72 ニュース

昭和 **63** 年
（1988年）

　　　　歳

開始　　　月　　　日
　　　　時　　分　　秒
終了
　　　　時　　分　　秒
所要時間
　　　　　　分　　秒

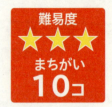

難易度
★★★
まちがい
10コ

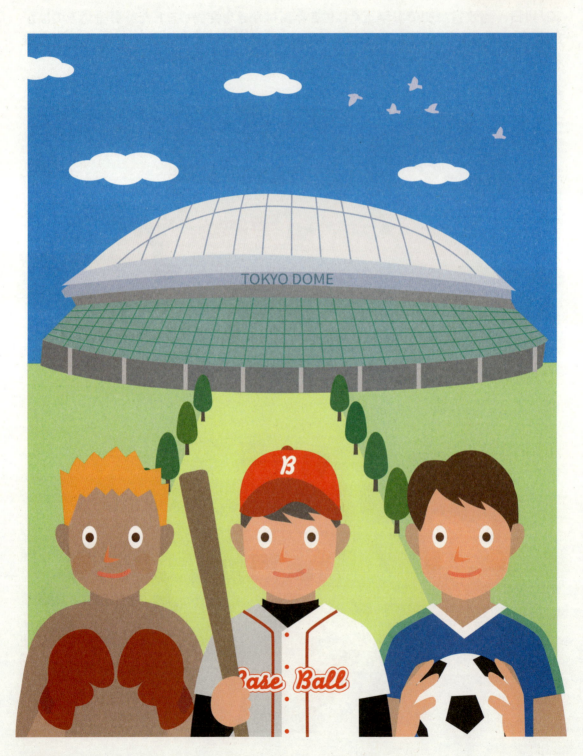

3月18日、後楽園球場の跡地に日本初の全天候型多目的スタジアム「東京ドーム」がオープン。こけら落としイベントとして、読売ジャイアンツ対阪神タイガースのオープン戦が行われました。東京ドームをモチーフにした問題です。左と右の絵を見くらべて、ちがっている部分をさがし、右の絵に丸をつけましょう。

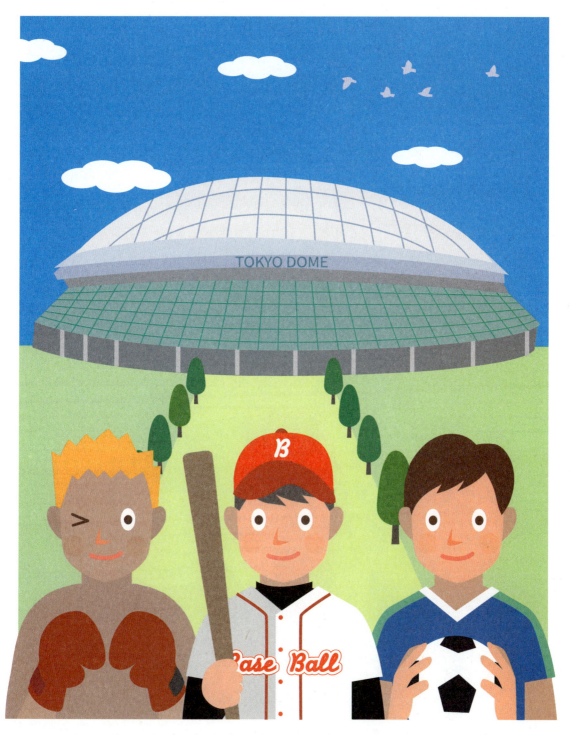

【解答は159ページ】

73 テレビ番組

昭和 **53** 年
（1978年）

　　　　歳

開始　　月　　　日
　　　時　　分　　秒
終了
　　　時　　分　　秒
所要時間
　　　　　分　　秒

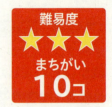

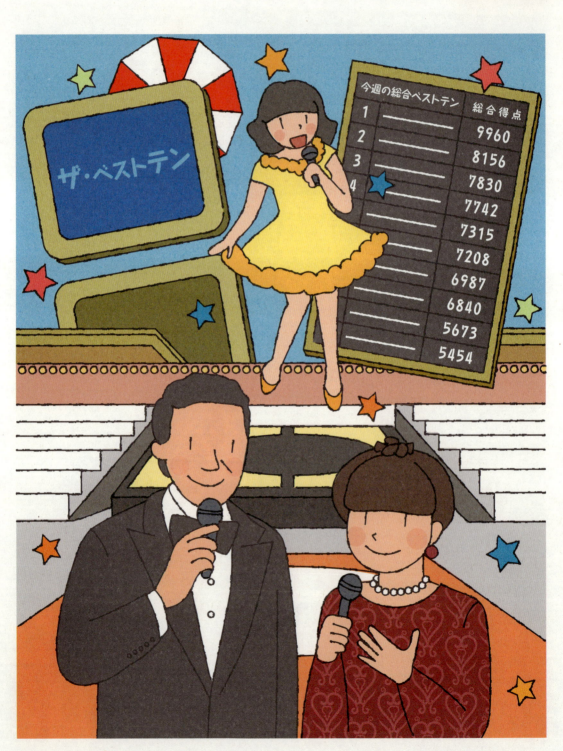

1月、TBS系列で音楽番組『ザ・ベストテン』の放送開始。毎週木曜、生放送で独自の邦楽ランキング上位10曲をカウントダウン形式で発表、歌手がスタジオや中継先で曲を披露しました。『ザ・ベストテン』をモチーフにした問題です。左と右の絵を見くらべて、ちがっている部分をさがし、右の絵に丸をつけましょう。

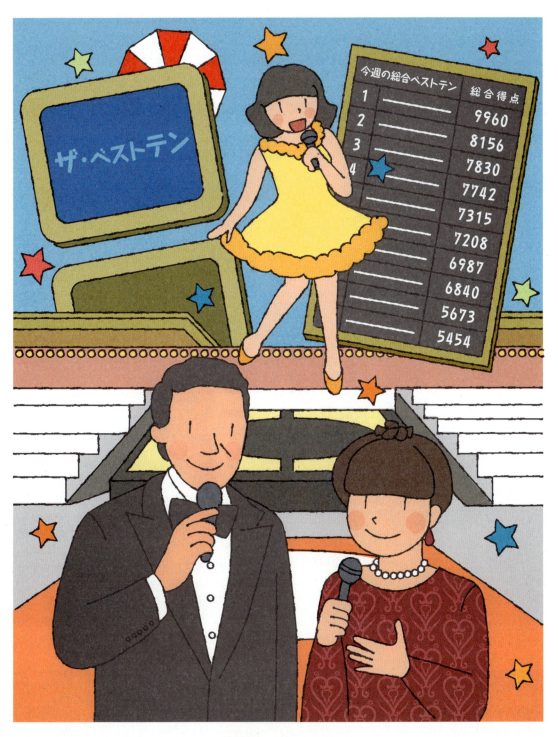

74 ブーム

昭和 **49** 年
(1974年)

　　　歳

開始　　　月　　　日
　　　時　　　分　　　秒
終了
　　　時　　　分　　　秒
所要時間
　　　　　分　　　秒

難易度 ★★★
まちがい **10**コ

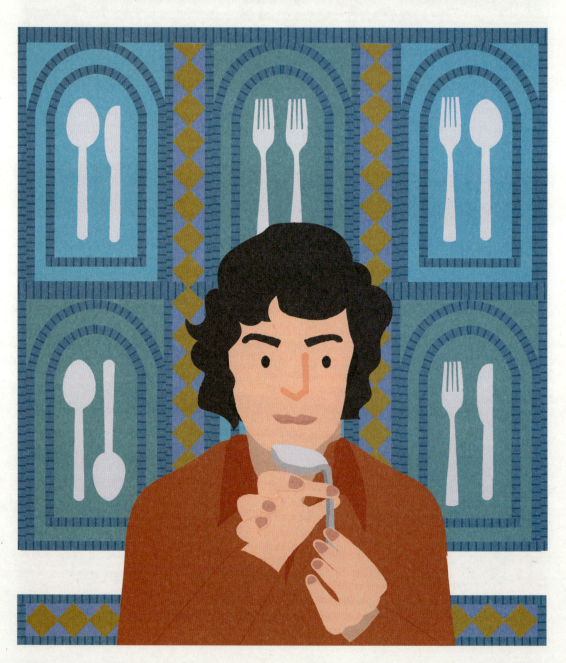

この年、ユリ・ゲラーが来日。人気テレビ番組『11PM』などでスプーン曲げやテレビ画面を通じて念力を送ることで止まっていた時計を動かすパフォーマンスを披露、超能力ブームの火付け役となりました。ユリ・ゲラーをモチーフにした問題です。左と右の絵を見くらべて、ちがっている部分をさがし、右の絵に丸をつけましょう。

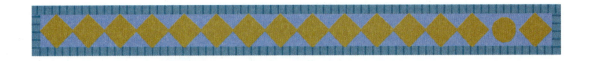

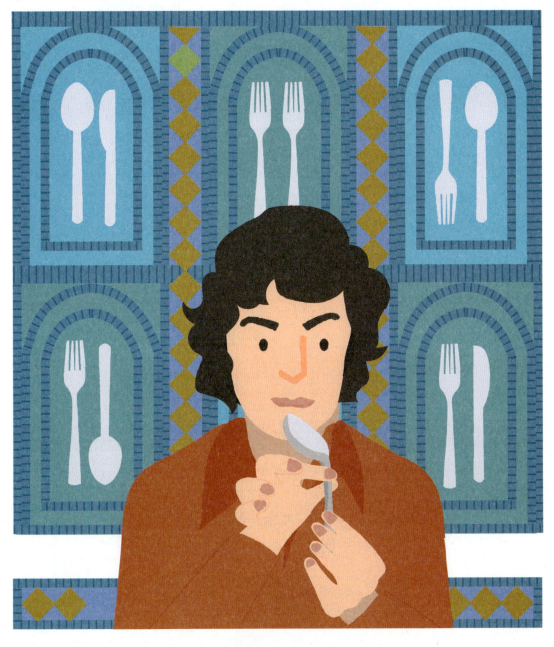

【解答は159ページ】

75 テレビ番組

昭和 **44** 年
（1969年）

　　　　歳

開始　　月　　日　　時　　分　　秒
終了　　　　　　　時　　分　　秒
所要時間　　　　　　分　　秒

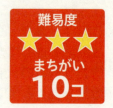
難易度 ★★★
まちがい **10**コ

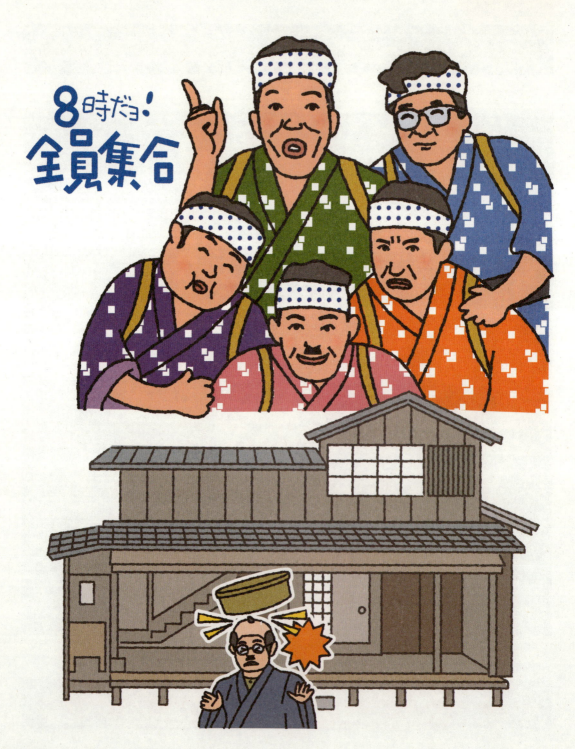

10月、TBS系列で『8時だヨ！全員集合』の放送開始。人気全盛のコントグループ「ザ・ドリフターズ」が主演する公開バラエティ番組で、土曜夜の名物番組でした。『8時だヨ！全員集合』をモチーフにした問題です。左と右の絵を見くらべて、ちがっている部分をさがし、右の絵に丸をつけましょう。

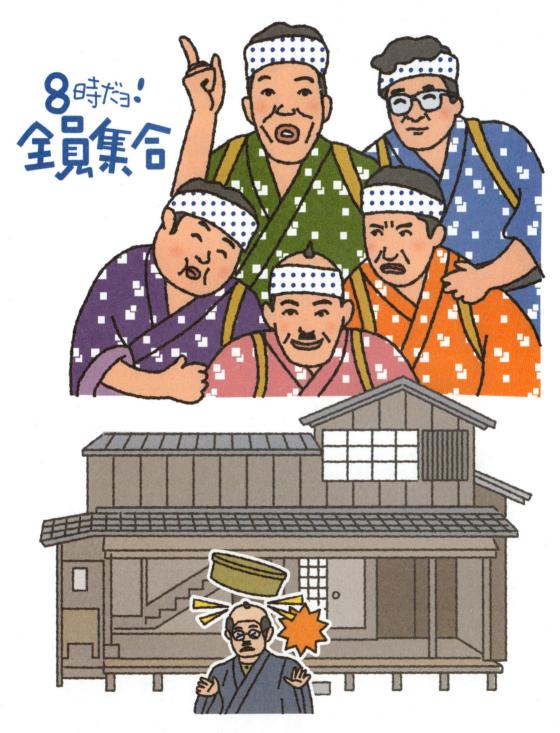

【解答は159ページ】

76 暮らし

昭和 **39** 年
（1964年）

開始　　　月　　　日
　　　　時　　分　　秒
終了
　　　　時　　分　　秒
所要時間
　　　　　　分　　秒

＿＿＿＿＿＿歳

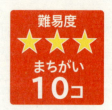
難易度
★★★
まちがい
10コ

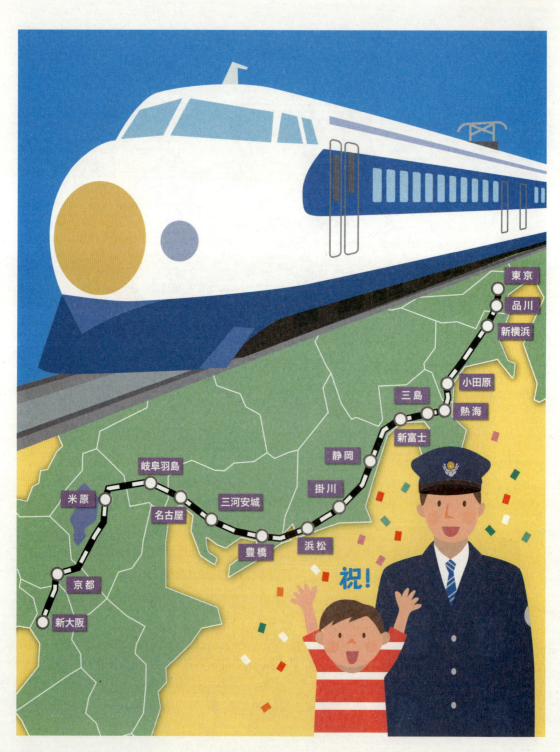

東京オリンピック開会直前の10月1日、東京―新大阪間に「東海道新幹線」が開業。"夢の超特急"といわれ、日本初の新幹線であると同時に世界初の高速鉄道でもありました。東海道新幹線をモチーフにした問題です。左と右の絵を見くらべて、ちがっている部分をさがし、右の絵に丸をつけましょう。

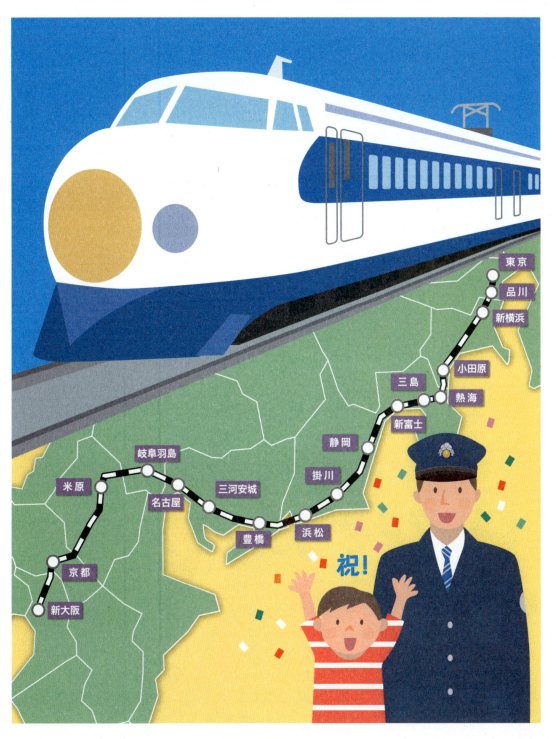

77 ブーム

昭和 53 年
（1978年）

歳

開始　　月　　日　　時　　分　　秒
終了　　　　　　　　時　　分　　秒
所要時間　　　　　　　　分　　秒

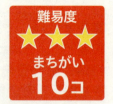

難易度 ★★★
まちがい 10コ

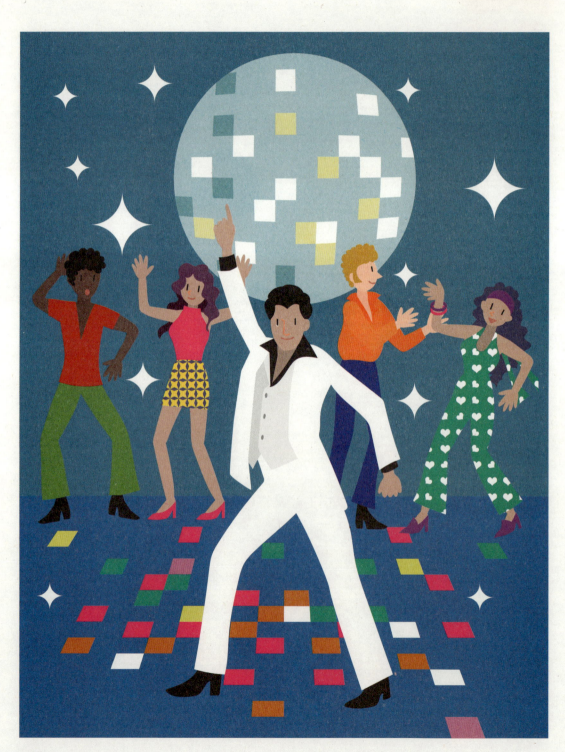

ジョン・トラボルタ主演のアメリカ映画『サタデー・ナイト・フィーバー』が日本でも公開され大ヒット。新宿、渋谷、六本木などの繁華街に多くのディスコがオープンしました。当時のディスコをモチーフにした問題です。左と右の絵を見くらべて、ちがっている部分をさがし、右の絵に丸をつけましょう。

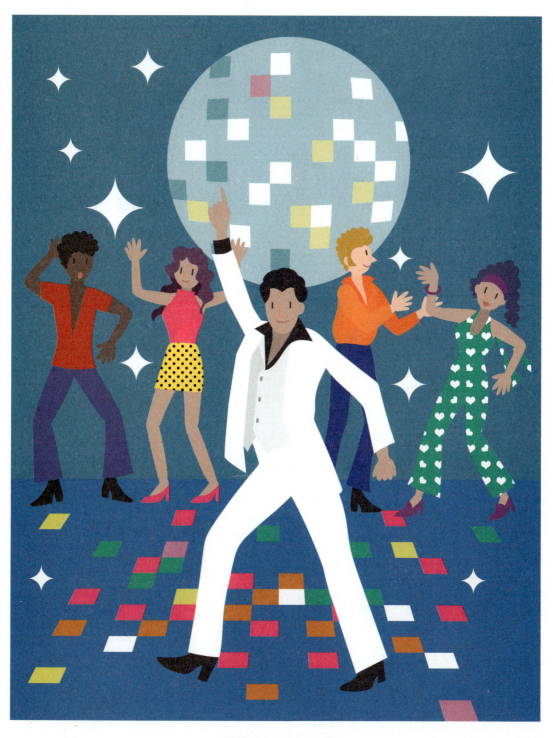

【解答は160ページ】

78 暮らし

昭和 35 年
（1960年）

開始　月　日　時　分　秒
終了　　　時　分　秒
所要時間　　分　秒

歳

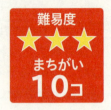

難易度 ★★★
まちがい 10コ

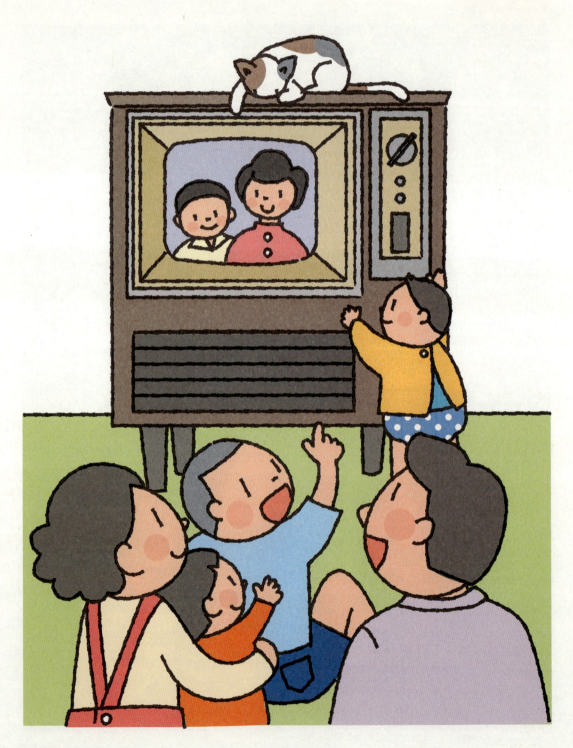

9月10日、カラーテレビの本放送がスタート。初期は外国のカラー映画やスポーツ中継などが中心でしたが、日本のカラー放送の技術は、昭和39年の東京オリンピックに向け急速に発展していきました。当時のカラーテレビをモチーフにした問題です。左と右の絵を見くらべて、ちがっている部分をさがし、右の絵に丸をつけましょう。

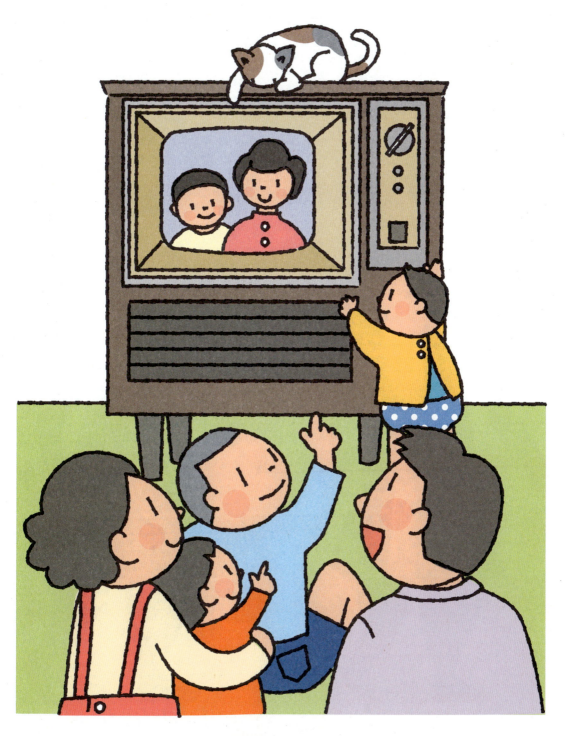

【解答は160ページ】

79 ブーム

昭和 **53** 年
（1978年）

開始　　月　　日
　　　時　　分　　秒
終了
　　　時　　分　　秒
所要時間
　　　　　分　　秒

歳

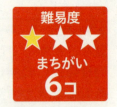

独特の派手な衣装で踊る「竹の子族」が原宿に登場。この年、竹下通りにオープンした「ブティック竹の子」が由来といわれています。竹の子族をモチーフにした問題です。左と右の絵を見くらべて、ちがっている部分をさがし、右の絵に丸をつけましょう。

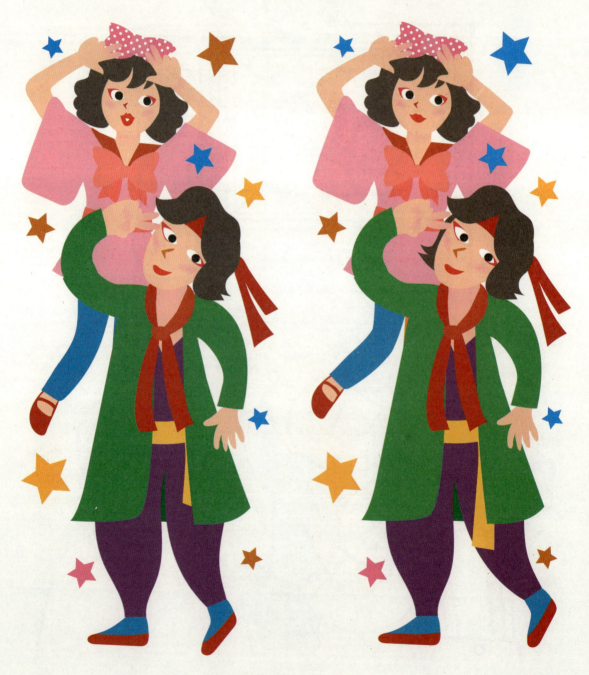

【解答は160ページ】

80 映画

昭和 **51** 年
（1976年）

歳

開始　月　日
　　　時　分　秒
終了
　　　時　分　秒
所要時間
　　　　　分　秒

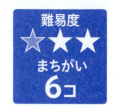

難易度 ★★★
まちがい **6**コ

10月、横溝正史の推理小説を映画化した『犬神家の一族』が公開。水面から突き出た足やマスク姿の人物など、強烈な印象で大ヒット。この映画をモチーフにした問題です。左と右の絵を見くらべて、ちがっている部分をさがし、右の絵に丸をつけましょう。

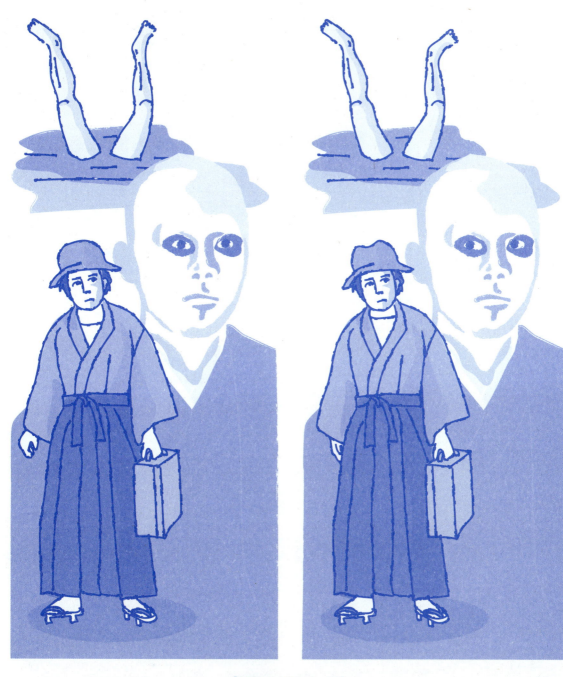

【解答は160ページ】

81	ニュース		月 日	
	昭和 **64** 年 （1989年）	開始	時 分 秒	難易度 ★★★ まちがい **6**コ
	歳	終了	時 分 秒	
		所要時間	分 秒	

1月7日、昭和天皇が崩御された後、小渕恵三官房長官が記者会見で新しい元号「平成」を発表。この日が「昭和」の最後の日となりました。記者会見をモチーフにした問題です。上と下の絵を見くらべて、ちがっている部分をさがし、下の絵に丸をつけましょう。

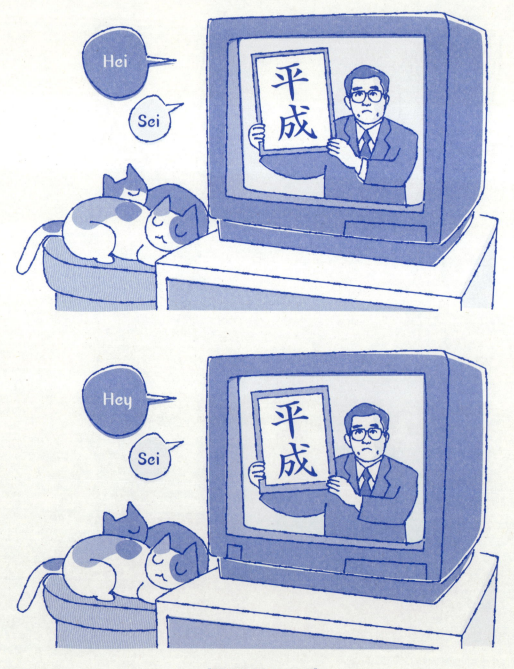

82 ニュース

昭和 **29** 年
（1954年）

開始　　　月　　　日
　　　　時　　分　　秒
終了
　　　　時　　分　　秒
所要時間
　　　　　　分　　秒

　　　　　歳

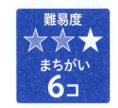

2月、アメリカの人気女優マリリン・モンローが来日。ニューヨーク・ヤンキースのジョー・ディマジオと新婚旅行を兼ね3週間滞在しました。ふたりをモチーフにした問題です。左と右の絵を見くらべて、ちがっている部分をさがし、右の絵に丸をつけましょう。

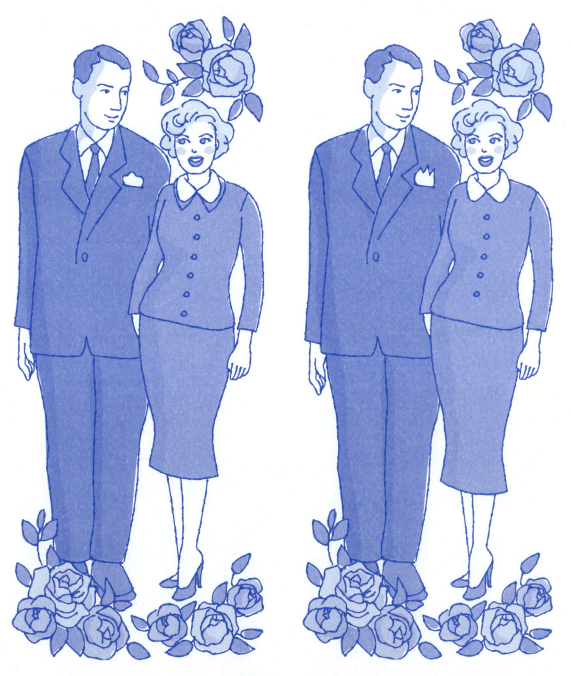

【解答は161ページ】

83 ニュース

昭和 **45** 年
（1970年）

開始　月　日　時　分　秒
終了　時　分　秒
所要時間　分　秒

歳

11月25日、小説家の三島由紀夫が自衛隊市ヶ谷駐屯地で総監を監禁。三島はバルコニーで演説後、割腹自殺を遂げました。演説の様子をモチーフにした問題です。上と下の絵を見くらべて、ちがっている部分をさがし、下の絵に丸をつけましょう。

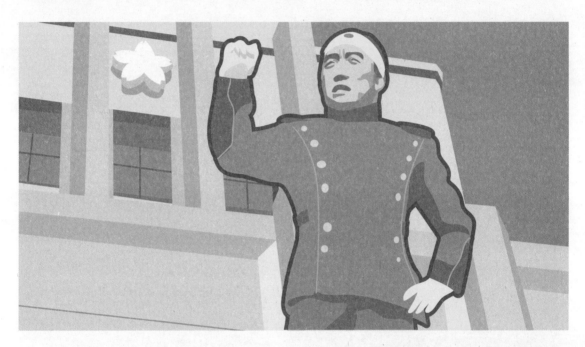

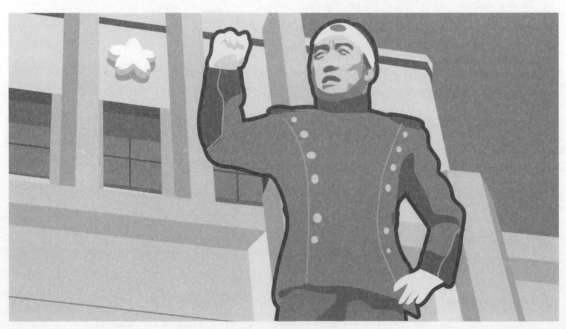

【解答は161ページ】

84 映画

昭和 **29** 年
（1954年）

歳

開始　　月　　日　　時　　分　　秒
終了　　　　　　　　時　　分　　秒
所要時間　　　　　　　　分　　秒

難易度 ★★★
まちがい **6**コ

4月、黒澤明監督による映画『七人の侍』が公開。迫力あるアクションシーンなど、以後の映画作品に多大な影響をあたえました。この映画をモチーフにした問題です。上と下の絵を見くらべて、ちがっている部分をさがし、下の絵に丸をつけましょう。

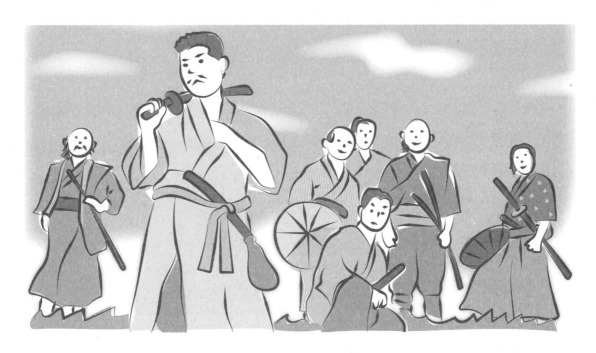

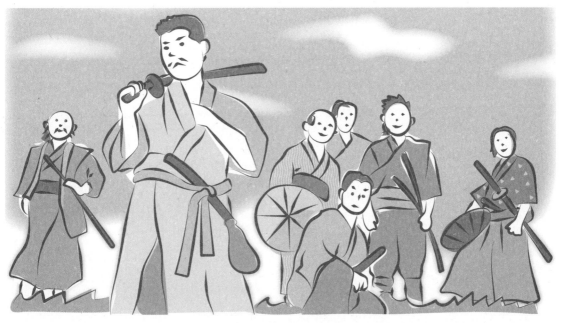

【解答は161ページ】

85 新商品

昭和 58 年（1983年）

開始　　月　　日　　時　　分　　秒
終了　　　　　　　時　　分　　秒
所要時間　　　　　　分　　秒

歳

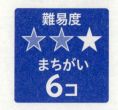

難易度 ★★★
まちがい 6コ

7月、任天堂から家庭用ゲーム機「ファミリーコンピュータ」が発売され大ヒット。「ファミコン」に熱中する子どもが続出しました。ファミコンで遊ぶ子どもを描いた問題です。左と右の絵を見くらべて、ちがっている部分をさがし、右の絵に丸をつけましょう。

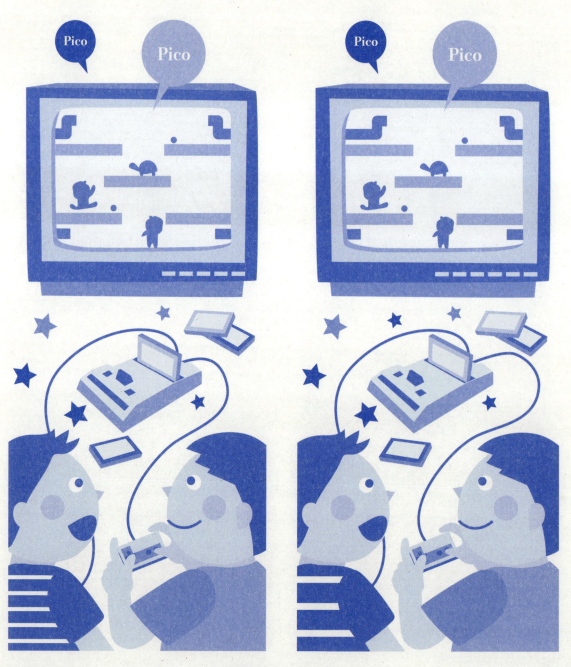

【解答は161ページ】

86 暮らし

昭和 **26** 年
（1951年）

歳

開始　月　日　時　分　秒
終了　時　分　秒
所要時間　分　秒

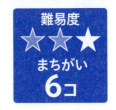

1月3日、NHKの第1回『紅白歌合戦』が放送されました。このときは大みそかではなく、ラジオによる放送でした。『紅白歌合戦』をラジオで聴く家庭を描いた問題です。上と下の絵を見くらべて、ちがっている部分をさがし、下の絵に丸をつけましょう。

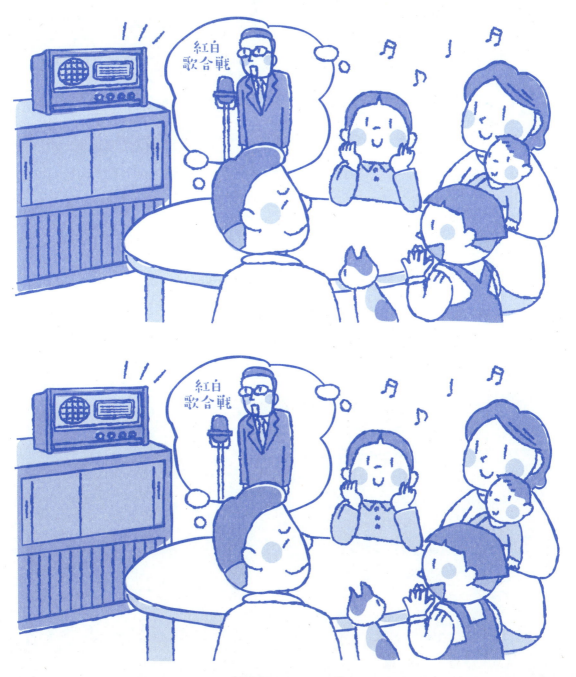

【解答は161ページ】

87 芸能界

昭和 **37** 年
（1962年）

開始　月　日　時　分　秒
終了　時　分　秒
所要時間　分　秒

歳

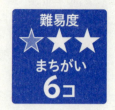

難易度 ★★★
まちがい **6**コ

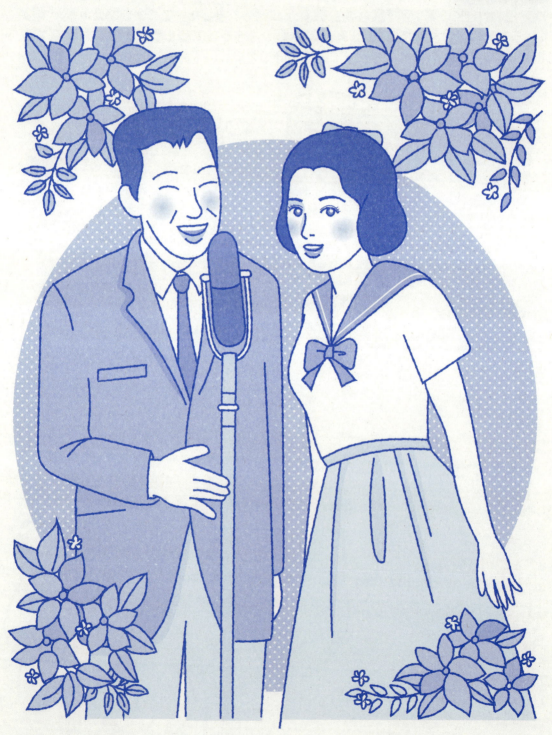

吉永小百合と橋幸夫がデュエットした曲『いつでも夢を』が大ヒット。発売から1ヵ月で30万枚を売り上げ、この年の第4回日本レコード大賞を受賞。翌年には同タイトルの映画も公開されました。デュエットする2人をモチーフにした問題です。左と右の絵を見くらべて、ちがっている部分をさがし、右の絵に丸をつけましょう。

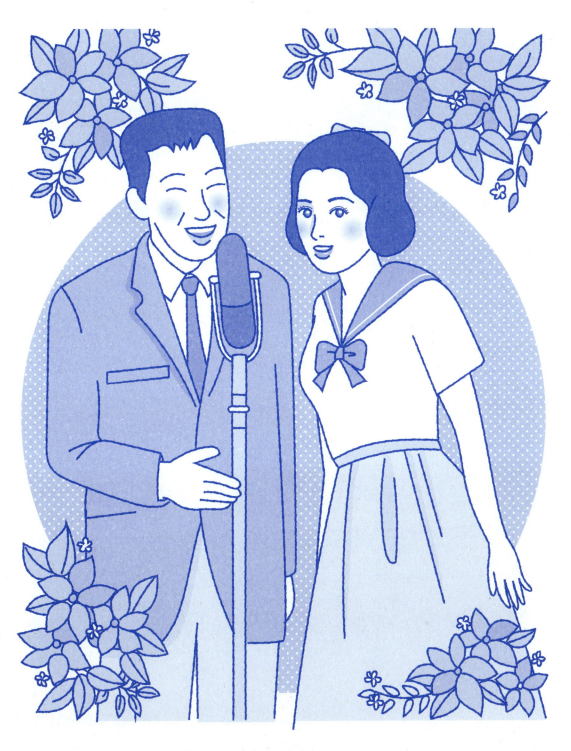

【解答は162ページ】

88 映画	月　　　日
昭和 32 年 （1957年） 　　　　　歳	開始　　　時　　分　　秒 終了　　　時　　分　　秒 所要時間　　　　分　　秒

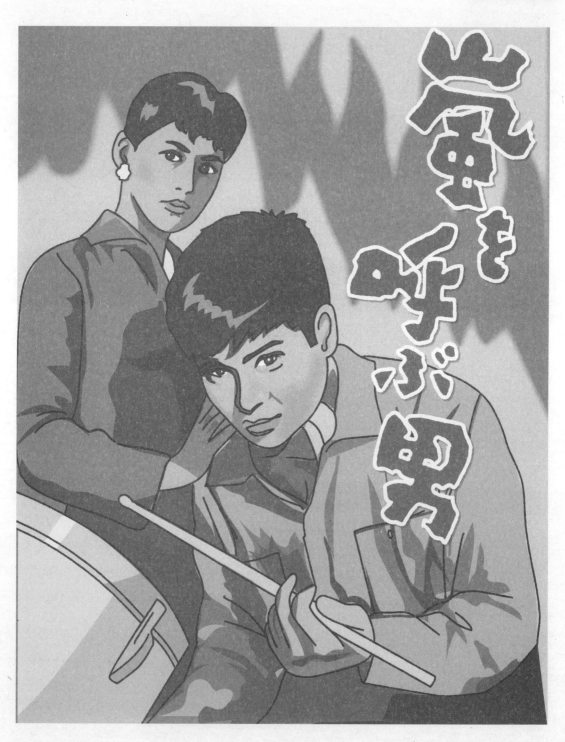

嵐を呼ぶ男

昭和32年、石原裕次郎と北原三枝が共演した映画『嵐を呼ぶ男』が公開。ドラム合戦のシーンが話題となり、石原自身が歌う主題歌も62万枚を売り上げるなど大ヒット。石原裕次郎の代表作の1本となりました。映画のワンシーンをモチーフにした問題です。左と右の絵を見くらべて、ちがっている部分をさがし、右の絵に丸をつけましょう。

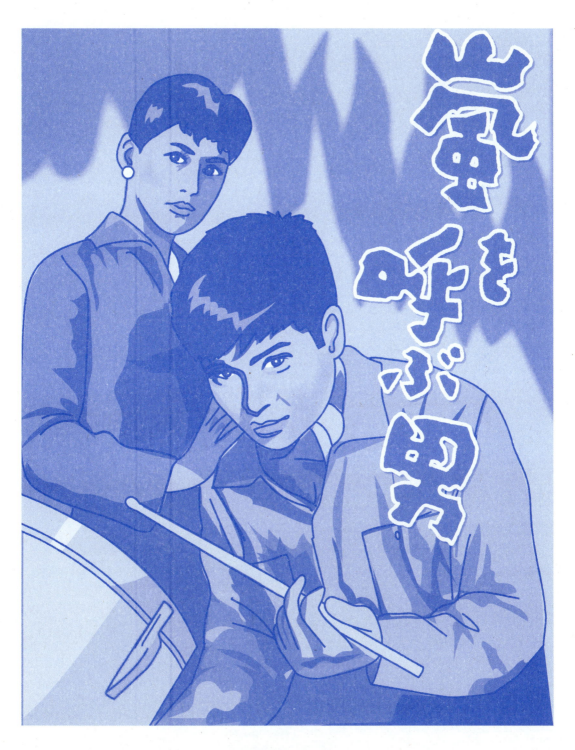

89 映画
昭和 34 年
（1959年）

歳

開始 月 日 時 分 秒
終了 時 分 秒
所要時間 分 秒

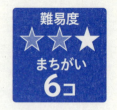
難易度 ★★★
まちがい 6コ

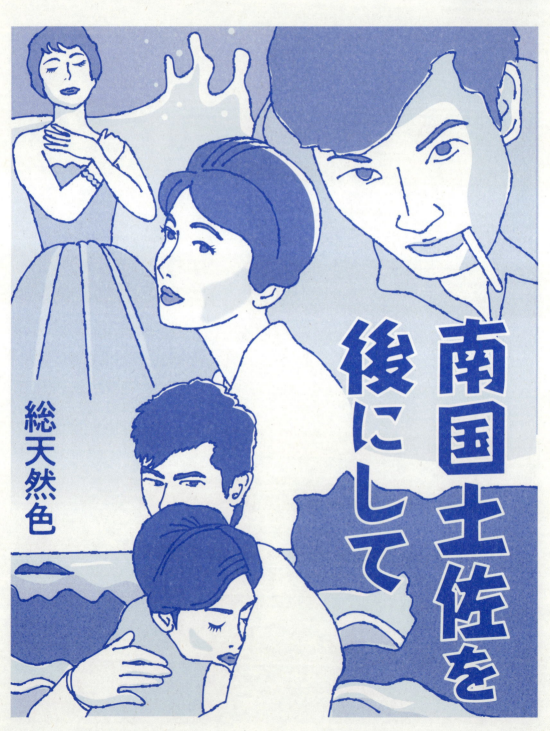

総天然色

南国土佐を後にして

昭和34年、ペギー葉山の大ヒット曲と同タイトルの映画『南国土佐を後にして』が小林旭主演で公開。曲の後半に民謡『よさこい節』の「土佐の高知の〜　播磨屋橋で〜坊さん〜かんざし〜買うをみた」も使われています。この映画をモチーフにした問題です。左と右の絵を見くらべて、ちがっている部分をさがし、右の絵に丸をつけましょう。

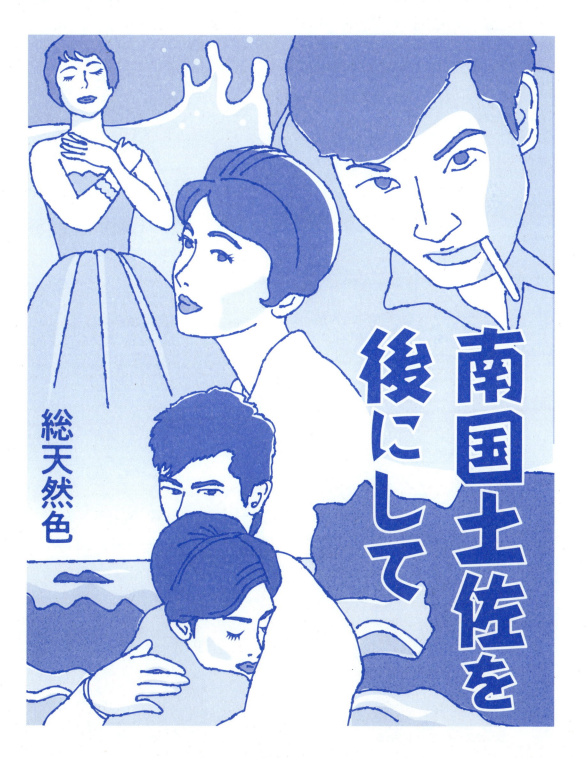

90 ニュース

昭和 **37** 年
（1962年）

開始　月　日　時　分　秒
終了　　　時　分　秒
所要時間　　分　秒

歳

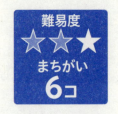

8月、堀江謙一が小型ヨット「マーメイド号」で、西宮～サンフランシスコ間の太平洋単独横断航海に成功しました。マーメイド号での航海をモチーフにした問題です。左と右の絵を見くらべて、ちがっている部分をさがし、右の絵に丸をつけましょう。

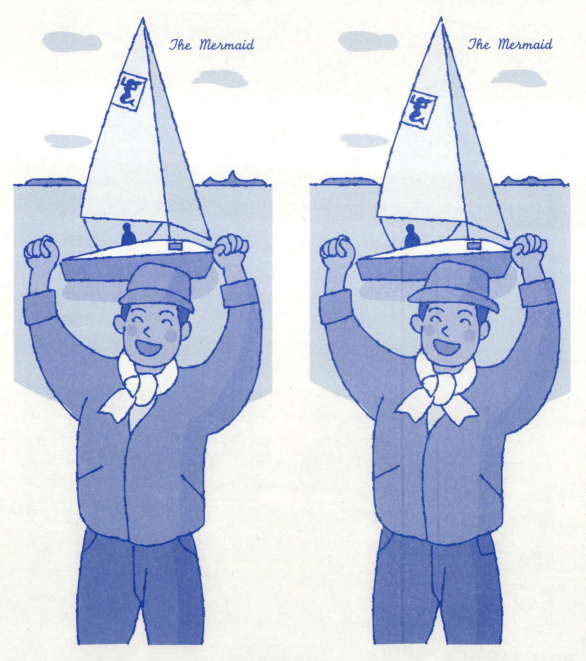

91 ニュース

平成 **1** 年
（1989年）

　　　　歳

開始　　　月　　　日
　　　　時　　分　　秒
終了
　　　　時　　分　　秒
所要時間
　　　　　　分　　秒

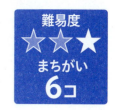

難易度
★★★
まちがい
6コ

11月、「ベルリンの壁」が崩壊。ベルリンの東西を分断していた壁が撤去され、翌年、東西のドイツを統一し、ドイツ連邦共和国が誕生。壁に殺到する人々を描いた問題です。左と右の絵を見くらべて、ちがっている部分をさがし、右の絵に丸をつけましょう。

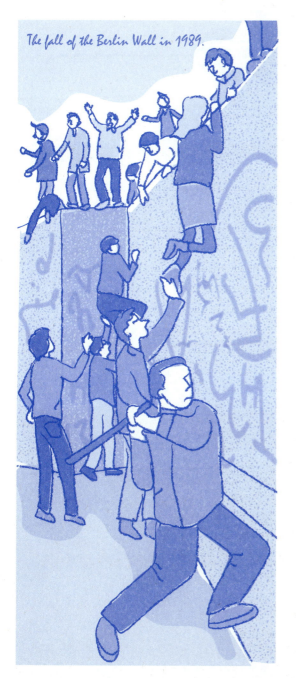
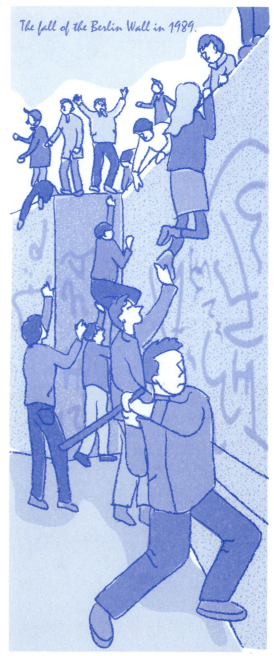

【解答は162ページ】

あとがき

91問の「まちがいさがし」、おつかれさまでした！

楽しみながら取り組めましたか？

あなたの脳は、以前より確実に鍛えられているはずです。

忘れっぽくなくなった、人の名前がスラスラと出てくる、

いろいろな物事に興味をもつようになった……など、

脳の若返りを実感しているのではないでしょうか。

これからも、トレーニングを続けて、

若々しい脳で人生を楽しみましょう。

新版 川島隆太教授の 脳力を鍛える まちがいさがし 昭和思い出し版

解答

解答

| 1 | ············ 7ページ |

昭和38年（1963年）

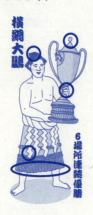

| 2 | ············ 8ページ |

昭和41年（1966年）

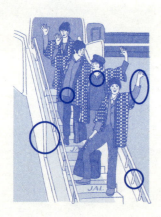

| 3 | ············ 10ページ |

昭和29年（1954年）

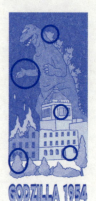

| 4 | ············ 11ページ |

昭和35年（1960年）

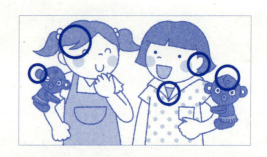

| 5 | ············ 12ページ |

昭和29年（1954年）

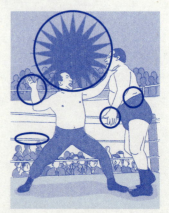

解答

6 ……… 14ページ

昭和23年（1948年）

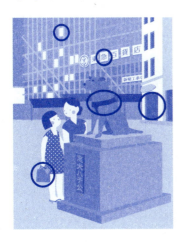

9 ……… 18ページ

昭和54年（1979年）

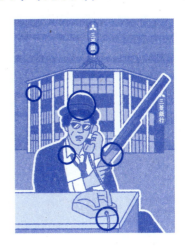

7 ……… 16ページ

昭和20年（1945年）

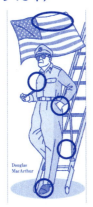

10 ……… 20ページ

昭和37年（1962年）

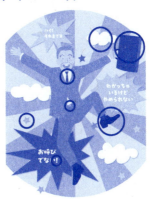

8 ……… 17ページ

昭和49年（1974年）

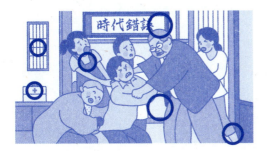

147

解答

| **11** | 22ページ |

昭和38年（1963年）

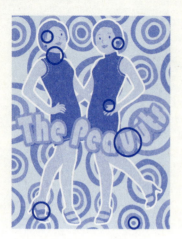

| **13** | 26ページ |

昭和55年（1980年）

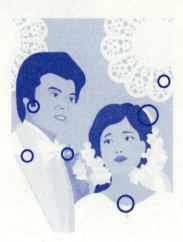

| **12** | 24ページ |

昭和35年（1960年）

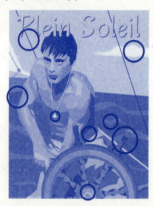

| **14** | 28ページ |

昭和52年（1977年）

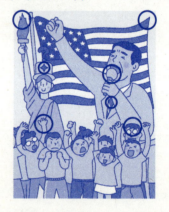

15 ……… 30ページ	**18** ……… 34ページ
昭和44年（1969年）	昭和45年（1970年）
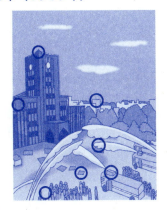	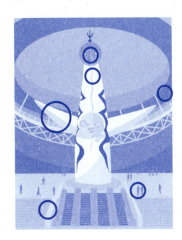
16 ……… 32ページ	
昭和51年（1976年）	**19** ……… 36ページ
	昭和34年（1959年）
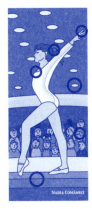	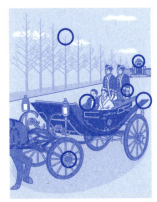
17 ……… 33ページ	**20** ……… 38ページ
昭和36年（1961年）	昭和52年（1977年）
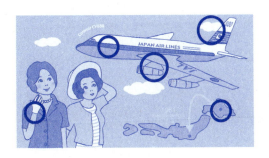	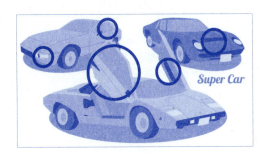

解答

解答

| 21 | .... 39ページ |

昭和46年（1971年）

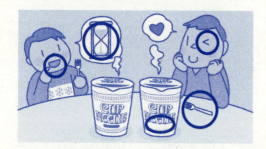

| 22 | .... 40ページ |

昭和50年（1975年）

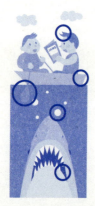

| 23 | .... 41ページ |

昭和42年（1967年）

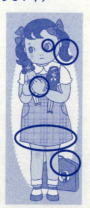

| 24 | .... 42ページ |

昭和47年（1972年）

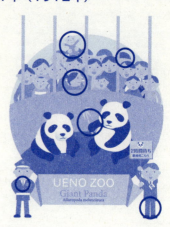

| 25 | .... 44ページ |

昭和30年（1955年）

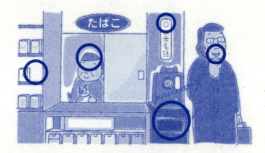

| 26 | .... 45ページ |

昭和41年（1966年）

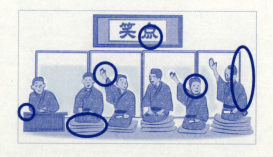

解答

27 …… 46ページ
昭和33年（1958年）

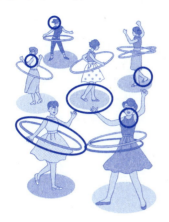

28 …… 48ページ
昭和49年（1974年）

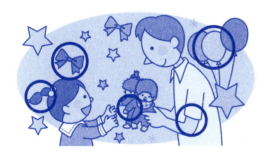

29 …… 49ページ
昭和28年（1953年）

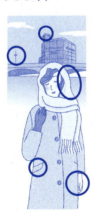

30 …… 50ページ
昭和38年（1963年）

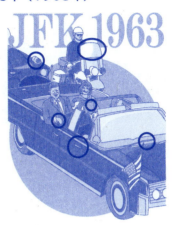

31 …… 52ページ
昭和28年（1953年）

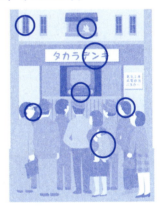

32 …… 54ページ
昭和43年（1968年）

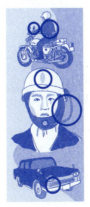

解答

33 .... 55ページ

昭和32年（1957年）

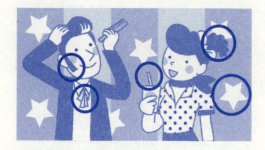

34 .... 56ページ

昭和27年（1952年）

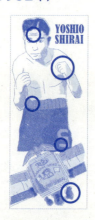

35 .... 57ページ

昭和44年（1969年）

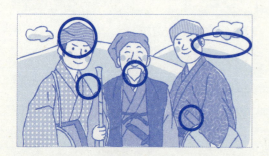

36 .... 58ページ

昭和22年（1947年）

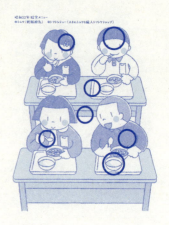

37 .... 60ページ

昭和50年（1975年）

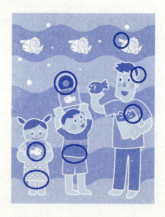

| 38 | ……… 62ページ |

昭和31年（1956年）

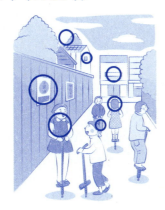

| 40 | ……… 65ページ |

昭和34年（1959年）

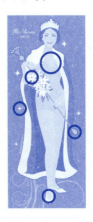

| 39 | ……… 64ページ |

昭和35年（1960年）

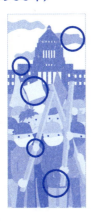

| 41 | ……… 66ページ |

昭和44年（1969年）

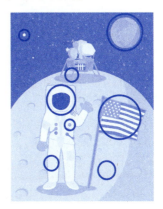

| 42 | ……… 68ページ |

昭和39年（1964年）

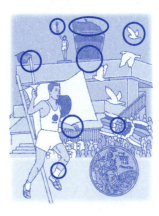

解答

解答

43 ········· 70ページ
昭和52年（1977年）

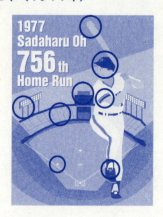

44 ········· 72ページ
昭和41年（1966年）

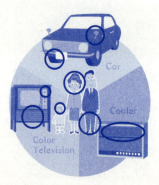

45 ········· 74ページ
昭和33年（1958年）

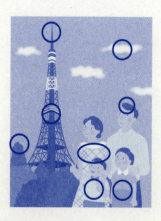

46 ········· 76ページ
昭和49年（1974年）

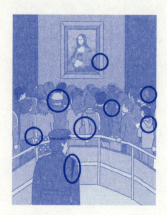

47 ········· 78ページ
昭和56年（1981年）

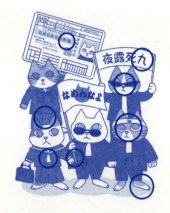

48 ········· 80ページ
昭和63年（1988年）

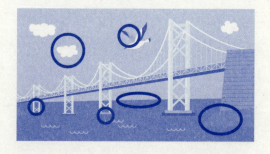

49 ········· 81ページ
昭和54年（1979年）

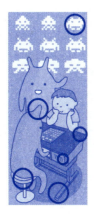

50 ········· 82ページ
昭和60年（1985年）

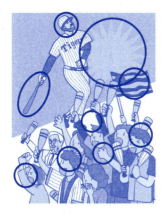

51 ········· 84ページ
昭和55年（1980年）

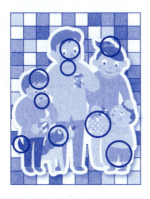

52 ········· 86ページ
昭和45年（1970年）

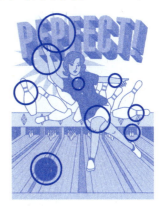

53 ········· 88ページ
昭和62年（1987年）

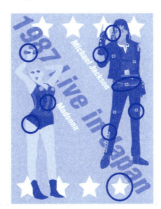

54 ········· 90ページ
昭和40年（1965年）

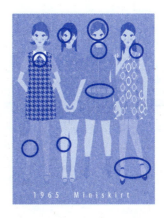

解答

解答

55 ……………… 92ページ

昭和51年（1976年）

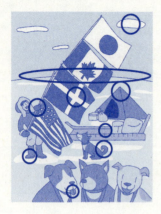

56 ……………… 94ページ

昭和59年（1984年）

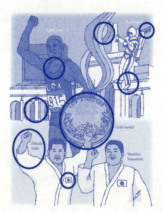

57 ……………… 96ページ

昭和57年（1982年）

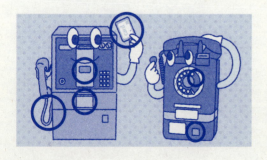

58 ……………… 97ページ

昭和24年（1949年）

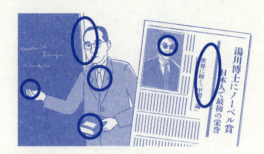

59 ……………… 98ページ

昭和58年（1983年）

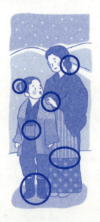

60 ……………… 99ページ

昭和43年（1968年）

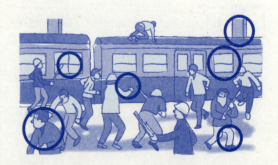

61 .... 100ページ
昭和54年（1979年）

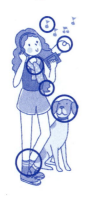

62 .... 101ページ
昭和59年（1984年）

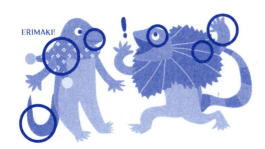

63 .... 102ページ
昭和61年（1986年）

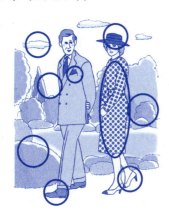

64 .... 104ページ
昭和48年（1973年）

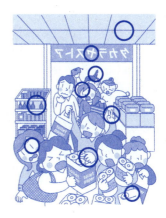

65 .... 106ページ
昭和62年（1987年）

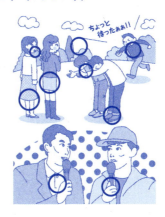

66 .... 108ページ
昭和21年（1946年）

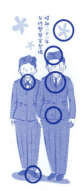

解答

| **67** | ········· 109ページ |

昭和32年（1957年）

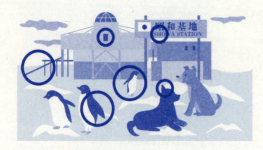

| **68** | ········· 110ページ |

昭和44年（1969年）

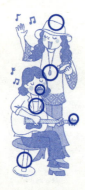

| **69** | ········· 111ページ |

昭和25年（1950年）

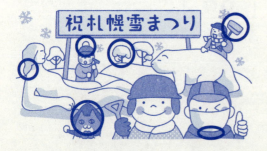

| **70** | ········· 112ページ |

昭和47年（1972年）

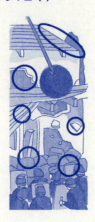

| **71** | ········· 113ページ |

昭和24年（1949年）

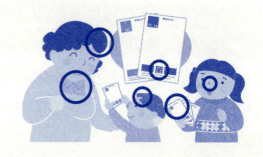

解答

72 ……… 114ページ
昭和63年（1988年）

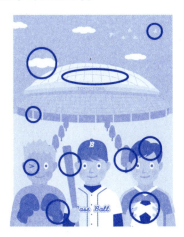

74 ……… 118ページ
昭和49年（1974年）

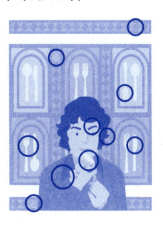

73 ……… 116ページ
昭和53年（1978年）

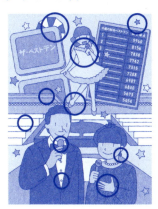

75 ……… 120ページ
昭和44年（1969年）

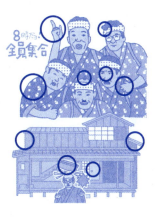

解答

76 ········· 122ページ
昭和39年（1964年）

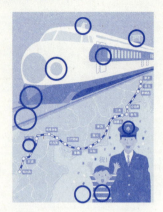

77 ········· 124ページ
昭和53年（1978年）

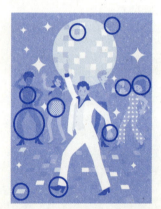

78 ········· 126ページ
昭和35年（1960年）

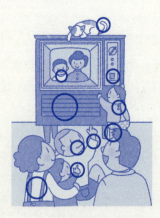

79 ········· 128ページ
昭和53年（1978年）

80 ········· 129ページ
昭和51年（1976年）

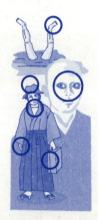

81 ········· 130ページ
昭和64年（1989年）

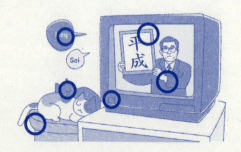

82	……………… 131ページ

昭和29年（1954年）

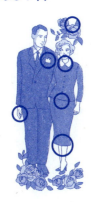

85	……………… 134ページ

昭和58年（1983年）

83	……………… 132ページ

昭和45年（1970年）

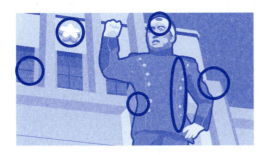

86	……………… 135ページ

昭和26年（1951年）

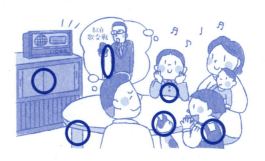

84	……………… 133ページ

昭和29年（1954年）

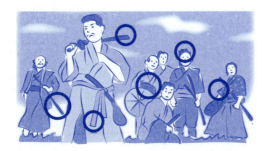

解答

161

解答

87 ········· 136ページ
昭和37年（1962年）

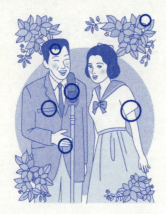

88 ········· 138ページ
昭和32年（1957年）

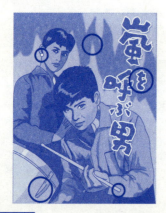

89 ········· 140ページ
昭和34年（1959年）

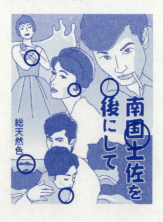

90 ········· 142ページ
昭和37年（1962年）

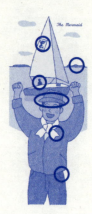

91 ········· 143ページ
平成1年（1989年）

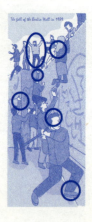

「自分史年表」を作ろう

記入のしかた

まちがいさがしに取り組んだあと、時間があるときに
164～167ページの「自分史年表」を作りましょう。
168～171ページの「自分へのQ&A」に答えていくと、
自分史が書きやすくなります。

戦後の主な出来事を紹介しています

自分が生まれていない年は空欄のままにしておきます

自分の誕生からの出来事を記入します

「自分史年表」を作ろう

	主な出来事	自分史
昭和20年 (1945)	第二次世界大戦終結／マッカーサー来日／GHQが戦争犯罪人39人の逮捕命令	
昭和21年 (1946)	マッカーサー、憲法草案作成命令／『サザエさん』新聞連載開始／日本初の女性警察官採用	
昭和22年 (1947)	学校給食スタート／日本国憲法施行、東京で花電車／田村泰次郎原作『肉体の門』上演	
昭和23年 (1948)	帝銀事件／昭和電工疑獄事件発覚／渋谷駅前のハチ公像再建／東京裁判、25被告に有罪判決	
昭和24年 (1949)	1ドル360円の単一為替レート／湯川秀樹がノーベル物理学賞受賞／お年玉くじ付き年賀はがき発売	
昭和25年 (1950)	第1回さっぽろ雪まつり開催／山本富士子が第1回ミス日本に／日本初のテープレコーダー発売	
昭和26年 (1951)	NHK第1回『紅白歌合戦』ラジオで放送／桜木町事件／サンフランシスコ講和会議開催	
昭和27年 (1952)	メーデー事件／白井義男がボクシング世界王者に／破壊活動防止法公布	
昭和28年 (1953)	NHK東京地区でテレビ本放送開始／街頭テレビで放送開始／真知子巻き流行	
昭和29年 (1954)	マリリン・モンロー来日／映画『七人の侍』公開／映画『ゴジラ』第1作公開	
昭和30年 (1955)	広島で第1回原水爆禁止世界大会開催／赤い公衆電話設置開始／自由民主党結成	3月6日7時5分、△△医院で誕生
昭和31年 (1956)	日ソ国交回復に関する共同宣言調印／日本の国連加盟が承認／ホッピング流行	9月、○○に引っ越す
昭和32年 (1957)	南極越冬隊が昭和基地開設／岸首相、戦後初のアジア諸国訪問／ロカビリー流行	4月15日、妹が誕生
昭和33年 (1958)	若乃花横綱昇進／フラフープ流行／東京-神戸間で特急こだま号運転開始／東京タワー完成	5月24日、いとこの□□が誕生
昭和34年 (1959)	皇太子・美智子様ご成婚／児島明子が日本人初のミスユニバースに／三井三池争議始まる	12月3日、弟が誕生
昭和35年 (1960)	安保闘争／ダッコちゃん発売／カラーテレビの本放送開始／政府が国民所得倍増計画を決定	ダッコちゃんを買ってもらった
昭和36年 (1961)	『風流夢譚』事件／国内線のジェット旅客機就航／第1回日米貿易経済合同委員会開催	
昭和37年 (1962)	同盟会議結成／大日本製薬、サリドマイド系睡眠薬を出荷中止／堀江謙一ヨットで太平洋単独横断成功	
昭和38年 (1963)	狭山事件／横綱大鵬が史上初の6場所連続優勝／部分的核実験停止条約調印／ケネディ大統領暗殺	
昭和39年 (1964)	日本、IMF8条国に移行／東京-新大阪間東海道新幹線開業／東京オリンピック開催	
昭和40年 (1965)	東京に初のスモッグ警報発令／ひざ上10cmのミニスカート発売／戦後初の赤字国債発行	
昭和41年 (1966)	『笑点』放送開始／ザ・ビートルズ来日／カラーテレビ・カー（車）・クーラーが「新・三種の神器」に	
昭和42年 (1967)	リカちゃん人形発売／新宿中心に「フーテン族」出没／佐藤首相、東南アジア・オセアニア訪問	
昭和43年 (1968)	参議院議員選挙で石原慎太郎、青島幸男ら当選／新宿騒乱／東京都府中市で三億円事件	
昭和44年 (1969)	アポロ11号月面着陸成功／TBS『水戸黄門』放送開始／TBS『8時だョ！全員集合』放送開始	
昭和45年 (1970)	大阪万博／ボウリング中山律子が全日本選手権優勝、パーフェクト達成／三島由紀夫割腹自殺	

140

「自分史年表」を作ろう

		主な出来事	自分史
自分史年表	昭和20年 (1945)	第二次世界大戦終結／マッカーサー来日／GHQが戦争犯罪人39人の逮捕命令	
	昭和21年 (1946)	マッカーサー、憲法草案作成命令／『サザエさん』新聞連載開始／日本初の女性警察官採用	
	昭和22年 (1947)	学校給食スタート／日本国憲法施行、東京で花電車／田村泰次郎原作『肉体の門』上演	
	昭和23年 (1948)	帝銀事件／昭和電工疑獄事件発覚／渋谷駅前のハチ公像再建／東京裁判、25被告に有罪判決	
	昭和24年 (1949)	1ドル360円の単一為替レート／湯川秀樹がノーベル物理学賞受賞／お年玉くじ付き年賀はがき発売	
	昭和25年 (1950)	第1回さっぽろ雪まつり開催／山本富士子が第1回ミス日本に／日本初のテープレコーダー発売	
	昭和26年 (1951)	NHK第1回『紅白歌合戦』ラジオで放送／桜木町事件／サンフランシスコ講和会議開催	
	昭和27年 (1952)	メーデー事件／白井義男がボクシング世界王者に／破壊活動防止法公布	
	昭和28年 (1953)	NHK東京地区でテレビ本放送開始／街頭テレビで放送開始／真知子巻き流行	
	昭和29年 (1954)	マリリン・モンロー来日／映画『七人の侍』公開／映画『ゴジラ』第1作公開	
	昭和30年 (1955)	広島で第1回原水爆禁止世界大会開催／赤い公衆電話設置開始／自由民主党結成	
	昭和31年 (1956)	日ソ国交回復に関する共同宣言調印／日本の国連加盟が承認／ホッピング流行	
	昭和32年 (1957)	南極越冬隊が昭和基地開設／岸首相、戦後初のアジア諸国訪問／ロカビリー流行	
	昭和33年 (1958)	若乃花横綱昇進／フラフープ流行／東京-神戸間で特急こだま号運転開始／東京タワー完成	
	昭和34年 (1959)	皇太子・美智子様ご成婚／児島明子が日本人初のミス・ユニバースに／三井三池争議始まる	
	昭和35年 (1960)	安保闘争／ダッコちゃん発売／カラーテレビの本放送開始／政府が国民所得倍増計画を決定	
	昭和36年 (1961)	『風流夢譚』事件／国内線初のジェット旅客機就航／第1回日米貿易経済合同委員会開催	
	昭和37年 (1962)	同盟会議結成／大日本製薬、サリドマイド系睡眠薬を出荷中止／堀江謙一ヨットで太平洋単独横断成功	
	昭和38年 (1963)	狭山事件／横綱大鵬が史上初の6場所連続優勝／部分的核実験停止条約調印／ケネディ大統領暗殺	
	昭和39年 (1964)	日本、IMF8条国に移行／東京-新大阪間東海道新幹線開業／東京オリンピック開催	
	昭和40年 (1965)	東京に初のスモッグ警報発令／ひざ上10cmのミニスカート発売／戦後初の赤字国債発行	
	昭和41年 (1966)	『笑点』放送開始／ザ・ビートルズ来日／カラーテレビ・カー(車)・クーラーが「新・三種の神器」に	
	昭和42年 (1967)	リカちゃん人形発売／新宿中心に「フーテン族」出没／佐藤首相、東南アジア・オセアニア訪問	
	昭和43年 (1968)	参議院議員選挙で石原慎太郎、青島幸男ら当選／新宿騒乱／東京都府中市で三億円事件	
	昭和44年 (1969)	アポロ11号月面着陸成功／TBS『水戸黄門』放送開始／TBS『8時だヨ!全員集合』放送開始	
	昭和45年 (1970)	大阪万博／ボウリング中山律子が全日本選手権優勝、パーフェクト達成／三島由紀夫割腹自殺	

「自分史年表」を作ろう

	主な出来事	自分史
昭和46年 (1971)	連続女性誘拐殺人事件で大久保清逮捕／銀座にマクドナルドがオープン／カップヌードル発売	
昭和47年 (1972)	あさま山荘事件／日本列島改造論で土地ブーム／上野動物園にパンダのカンカンとランラン来園	
昭和48年 (1973)	左翼過激派の内ゲバ激化／オイルショック、トイレットペーパー買いだめに殺到	
昭和49年 (1974)	モンチッチ発売／ユリ・ゲラーのスプーン曲げブーム／東京国立博物館のモナ・リザ展に150万人	
昭和50年 (1975)	天皇・皇后、初の訪米／映画『ジョーズ』公開／『およげ！たいやきくん』大ヒット	
昭和51年 (1976)	ロッキード事件／植村直己が北極圏を単独犬ぞりで走破／映画『犬神家の一族』公開	
昭和52年 (1977)	王貞治がホームラン世界最高記録／スーパーカーブーム／平均寿命が世界最高に、女性78歳	
昭和53年 (1978)	『ザ・ベストテン』放送開始／ディスコブーム／原宿に竹の子族が登場	
昭和54年 (1979)	初の国公立大学共通一次試験実施／インベーダーゲーム流行／ソニーからウォークマン発売	
昭和55年 (1980)	初の衆・参両院同日選挙、自民党圧勝／ルービックキューブ流行／自動車生産台数世界1位に	
昭和56年 (1981)	中国残留日本人孤児、初の正式来日／第二次臨時行政調査会初会合／なめ猫ブーム	
昭和57年 (1982)	日航機、羽田沖で墜落／東北新幹線と上越新幹線開業／テレホンカード発売	
昭和58年 (1983)	中曽根首相、レーガン大統領と会談／NHK『おしん』が大人気に／ファミコン大ヒット	
昭和59年 (1984)	三浦和義「ロス疑惑」騒動／エリマキトカゲ旋風／ロサンゼルスオリンピック開催	
昭和60年 (1985)	日航ジャンボ機が御巣鷹山山中に墜落／阪神タイガースが球団創設以来初の日本一に	
昭和61年 (1986)	チャールズ皇太子とダイアナ妃来日／社会党の土井たか子が初の女性党首に	
昭和62年 (1987)	JR6社発足／マドンナ、マイケル・ジャクソン来日／フジテレビ『ねるとん紅鯨団』放送開始	
昭和63年 (1988)	『ドラゴンクエスト』ブーム／東京ドーム完成／瀬戸大橋開通／リクルート事件	
昭和64年・平成1年 (1989)	小渕官房長官が新元号「平成」を発表／3％の消費税課税開始／ベルリンの壁崩壊	
平成2年 (1990)	天皇、即位の礼、現憲法下で初の大嘗祭／日本人で初めて秋山豊寛が宇宙へ	
平成3年 (1991)	日本一の高層ビル、新宿都庁舎開庁／雲仙普賢岳で大火砕流発生／カルピスウォーター発売	
平成4年 (1992)	東海道新幹線でのぞみ運行開始／国公立小中高校、第2土曜日休校に／天皇・皇后両陛下、初の訪中	
平成5年 (1993)	プロサッカー・Jリーグ開幕／皇太子・雅子様ご成婚／細川内閣発足、自民党38年の政権に幕	
平成6年 (1994)	松本サリン事件／日本人女性初の宇宙飛行士・向井千秋、宇宙へ／プレイステーション発売	
平成7年 (1995)	阪神・淡路大震災／地下鉄サリン事件／オウム真理教代表・麻原彰晃を逮捕	
平成8年 (1996)	ポケットモンスター、たまごっち発売／O-157集団食中毒／民主党結成／アムラー流行	

自分史年表

「自分史年表」を作ろう

	主な出来事	自分史
平成9年 (1997)	消費税5％に引き上げ／小学生連続殺人事件発生、中学3年男子を逮捕／介護保険法成立	
平成10年 (1998)	長野オリンピック開催／若乃花横綱昇進、初の兄弟横綱誕生／金融監督庁発足	
平成11年 (1999)	日本銀行、ゼロ金利政策実施／携帯電話、PHSの加入台数が5000台を突破	
平成12年 (2000)	先進国首脳会議が沖縄県で開催／シドニーオリンピックで高橋尚子が金メダル	
平成13年 (2001)	情報公開法施行／小泉内閣発足／狂牛病感染牛、国内で初めて発見される	
平成14年 (2002)	日韓サッカーW杯開幕／多摩川にアザラシのタマちゃん出現／小泉首相、金正日総書記と会談	
平成15年 (2003)	日本郵政公社発足／六本木ヒルズがグランドオープン／個人情報保護関連五法成立	
平成16年 (2004)	新潟中越地震／新紙幣発行／ニンテンドーDS発売／オレオレ詐欺多発	
平成17年 (2005)	ライブドアがニッポン放送株取得／小泉首相、郵政民営化関連法案の参院否決で衆院解散	
平成18年 (2006)	表参道ヒルズオープン／日本銀行、ゼロ金利政策を解除／秋篠宮家に悠仁親王誕生	
平成19年 (2007)	防衛省が発足／自民党、参院選で惨敗、福田内閣発足／郵政民営化がスタート	
平成20年 (2008)	福田首相が突然辞任し、麻生内閣発足／不況により派遣切り、内定取り消しなどが多発	
平成21年 (2009)	裁判員制度開始／村上春樹の『1Q84』がベストセラーに／自公政権から民主政権へ政権交代	
平成22年 (2010)	小惑星探査機「はやぶさ」が帰還／尖閣諸島沖で海保巡視船と中国漁船が衝突、政治問題化	
平成23年 (2011)	東日本大震災発生。日本観測史上最大のM9.0／福島第一原子力発電所事故発生	
平成24年 (2012)	オウム真理教関連の逃亡犯が相次いで逮捕される／衆院選で自公圧勝、安倍内閣発足	
平成25年 (2013)	アベノミクス始動、TPP交渉に正式参加／2020年夏季オリンピックに東京が選出	
平成26年 (2014)	STAP細胞論文に捏造や改ざん疑惑／テニス錦織圭、全米準優勝／御嶽山が噴火、57人死亡	
平成27年 (2015)	外国人観光客急増、爆買い現象／安全保障関連法が成立／TPP交渉が大筋合意に	
平成28年 (2016)	熊本地震／天皇陛下が生前退位の意向を示唆／トランプがアメリカ大統領選で勝利	
平成29年 (2017)	森友・加計問題／座間9遺体事件／天皇退位が2019年4月に決定／藤井聡太棋士が29連勝	
平成30年 (2018)	オウム真理教事件麻原彰晃の死刑執行／日産自動車カルロス・ゴーン会長を逮捕	
平成31年・令和1年 (2019)	大坂なおみ全豪テニス初優勝／菅官房長官が新元号「令和」を発表／トランプ大統領国賓来日	
令和2年 (2020)	新型コロナウイルス感染症の世界的流行で東京オリンピック延期／菅内閣発足／『鬼滅の刃』大ブーム	
令和3年 (2021)	東京五輪開催／コロナワクチン接種開始／大谷翔平がメジャーMVPに選ばれる	
令和4年 (2022)	安倍元首相が撃たれて死亡／サッカーW杯日本代表16強／円安1ドル150円突破	

「自分史年表」を作ろう

	主な出来事	自分史
令和5年 (2023)	新型コロナ「5類」移行／ジャニーズ性加害問題／大谷翔平メジャー本塁打王に	
令和6年 (2024)	石川・能登で震度7の地震／パリ五輪メダル日本は45個／20年ぶり新紙幣が登場	
令和7年 (2025)		
令和8年 (2026)		
令和9年 (2027)		
令和10年 (2028)		
令和11年 (2029)		
令和12年 (2030)		

自分史年表

自分へのQ&A

思い出しながら書く作業を行うと、脳が活性化します。
自分の半生を振り返ってみましょう。

誕生・家族について

Q1 生まれた年月日・時間は？ [A]

Q2 出生地は？ [A]

Q3 生まれたときの体重・様子は？ [A]

Q4 生まれたときの家族は？（両親・きょうだい・祖父母） [A]

Q5 自分の名前の由来は？ [A]

幼少期の思い出

Q6 幼少期に好きだった遊びや歌は？ 　[　　　A　　　]

Q7 幼少期に仲がよかった友達は？ 　[　　　A　　　]

Q8 家族旅行の思い出は？ 　[　　　A　　　]

Q9 小学校でいちばん楽しかった行事は？ 　[　　　A　　　]

Q10 小学校の先生の思い出は？ 　[　　　A　　　]

自分へのQ&A

自分へのQ&A

学生時代の思い出

Q11 中学・高校での得意教科・不得意教科は？ [A]

Q12 中学・高校での部活動は？ [A]

Q13 中学・高校での親友は？ [A]

Q14 中学・高校で熱中していたことは [A]

Q15 受験の思い出は？ [A]

社会人の思い出

Q16 アルバイトの思い出は？ [A]

Q17 就職活動の思い出は？ [A]

Q18 仕事で楽しかったこと、つらかったことは？ [A]

Q19 恋愛・結婚の思い出は？ [A]

Q20 大人になってからの趣味は？ [A]

自分へのQ&A

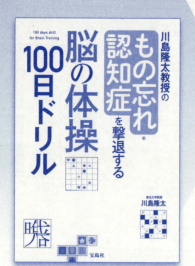

川島隆太教授の もの忘れ・認知症を撃退する 脳の体操 100日ドリル

100 days drill for Brain Training

川島隆太　定価 1320円(税込)

こんな症状が気になったら
- 「アレ」「ソレ」が増えた!?
- うっかりミスが増えた!?
- やる気が衰えた!?

1日5分のパズルで脳は若返る!
最新脳科学で実証された、もの忘れ・認知症対策の決定版

1〜20のうち、足りない数字はどれ？

左右が反転した「鏡文字」はいくつ？

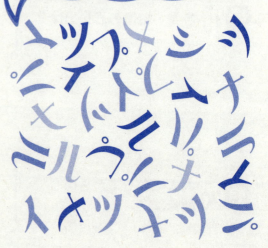

宝島社　お求めは書店で。　宝島社 検索　好評発売中!

川島隆太教授の 脳力を鍛える 昭和思い出し 100日パズル

川島隆太 監修
定価 814円(税込)

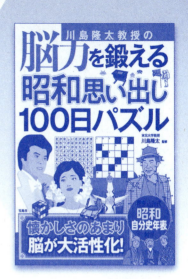

懐かしさのあまり脳が大活性化!

出来事並べ替え

昭和30~40年代の出来事です。古い順に1~4の数字を□に入れましょう。

難易度 ★★★

東京都府中市で三億円事件発生

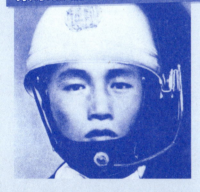

巨人の長嶋茂雄が現役引退

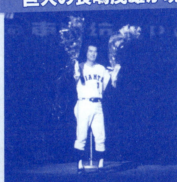

東京-新大阪間に東海道新幹線開業

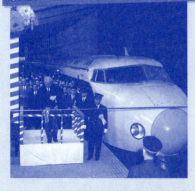

日本万国博覧会(大阪万博)開催

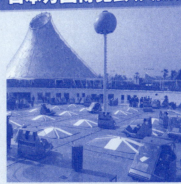

宝島社 検索 好評発売中!

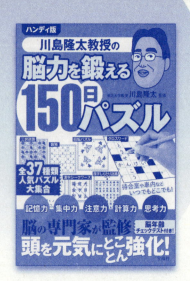

川島隆太教授の 脳力を鍛える 150日パズル

ハンディ版

川島隆太 監修

定価 693円（税込）

立体パズル

それぞれA〜Cのどれを組み立てると右の箱が完成するでしょう。

難易度 ★☆☆

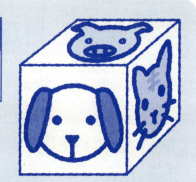

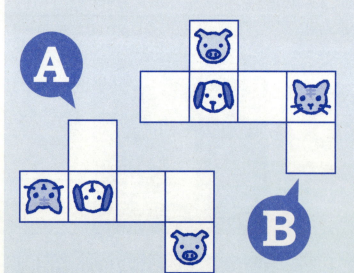

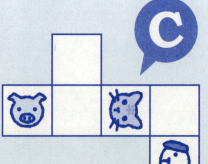

[答え] A

1日1問 150日 楽しく解いて頭をとことん強化！

- ●数独
- ●三択迷路
- ●まちがいさがし
- ●漢字しりとり迷路
- ●回転パズル
- ●クロスワード
- ●とんちクイズ etc.

全37種類 人気パズル大集合！

宝島社　お求めは書店で。

川島隆太教授の 脳力を鍛える 150日 漢字パズル ハンディ版

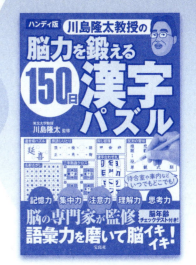

川島隆太 監修　定価 880円(税込)

名前探し

昭和50〜60年代に活躍したスポーツ選手の名前が表の中にかくれています。探して線で囲みましょう。読む方向は上から下、左から右のどちらかです。

難易度 ★☆☆

かくれている人数 7人

江	青	鶴	由	原	辰	徳	良
本	木	田	都	戸	丸	川	具
口	功	広	白	野	鈴	金	志
上	星	田	山	楠	木	代	堅
落	橋	末	下	渡	大	出	用
合	笹	下	泰	石	地	柳	高
博	元	岩	裕	公	知	沢	君
満	気	井	健	瀬	古	利	彦

脳年齢チェックテスト付き！

記憶力　集中力　注意力　理解力　思考力

待合室や車内など いつでもどこでも！
語彙力を磨いて脳イキイキ！

宝島社　お求めは書店で。　宝島社 検索　好評発売中！

東北大学教授・医学博士
川島隆太（かわしま・りゅうた）

1959年、千葉県生まれ。東北大学医学部卒業後、同大学院医学研究科修了。スウェーデン王国カロリンスカ研究所客員研究員、東北大学加齢医学研究所助手、同専任講師を経て、スマート・エイジング学際重点研究センター、応用脳科学研究分野教授。宮城県蔵王町観光大使。『川島隆太教授のもの忘れ・認知症を撃退する脳の体操100日ドリル』（宝島社）ほか、著書・監修書多数。

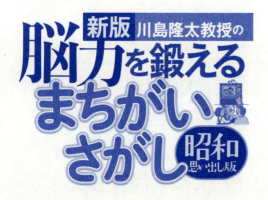

2025年3月28日　第1刷発行

監修	川島隆太
発行人	関川 誠
発行所	株式会社宝島社
	〒102-8388
	東京都千代田区一番町25番地
	営業　03(3234)4621
	編集　03(3239)0928
	https://tkj.jp
印刷・製本	三松堂株式会社

本書の無断転載・複製を禁じます。
乱丁・落丁本はお取り替えいたします。
©Ryuta Kawashima 2025
Printed in Japan
First published 2019 by Takarajimasha, Inc
ISBN978-4-299-06595-7

STAFF

編集	橋詰久史、星野由香里、小野瑛里子
問題制作	笹山敦子
カバー、表紙デザイン	杉本欣右
本文デザイン・DTP	G-clef